妇产科疾病诊断基础与诊疗技巧

谭 娟 等 主编

U0350247

中国纺织出版社有限公司

图书在版编目（CIP）数据

妇产科疾病诊断基础与诊疗技巧 / 谭娟等主编. --
北京：中国纺织出版社有限公司, 2020.7
ISBN 978-7-5180-7557-7

Ⅰ. ①妇…　Ⅱ. ①谭…　Ⅲ. ①妇产科病—诊疗　Ⅳ.
①R71

中国版本图书馆CIP数据核字（2020）第113755号

责任编辑：傅保娣　　责任校对：高　涵　　责任印制：王艳丽

中国纺织出版社有限公司出版发行
地址：北京市朝阳区百子湾东里A407号楼　邮政编码：100124
销售电话：010—67004422　传真：010—87155801
http://www.c-textilep.com
中国纺织出版社天猫旗舰店
官方微博http://weibo.com/2119887771
三河市宏盛印务有限公司印刷　各地新华书店经销
2020年7月第1版第1次印刷
开本：710×1000　1/16　印张：10.25
字数：173千字　定价：68.00元

凡购本书，如有缺页、倒页、脱页，由本社图书营销中心调换

编委会

主　编

　　谭　娟　张　婷　唐爱华　汤永蓉
　　李娜娜　于海玲

副主编

　　尚　丽　丁兆爱　李　平　李蓓蓓

编　者（以姓氏笔画为序）

　　丁兆爱　于海玲　石　瑾　朱　丽
　　刘　芳　汤永蓉　李　平　李　艳
　　李兰花　李娜娜　李蓓蓓　吴立涛
　　何淑贞　张　婷　张露英　陈金莲
　　尚　丽　季红霞　娄丽霞　姚晓玲
　　秦学玉　徐广立　唐爱华　路　平
　　谭　娟

前　　言

随着现代医学的飞速发展和医疗救治水平的不断进步,妇产科疾病的诊疗技术有了突飞猛进的发展,同时也推动了妇产科专业各个领域迈向了新的高峰。为了适应医学形势的发展,进一步提高医务人员的诊疗水平,编者结合自身的临床经验编写了《妇产科疾病诊断基础与诊疗技巧》一书,特奉献给广大读者。

全书包括妇产科临床涉及的常见内容,书中对妇产科临床检查、常见女性生殖系统炎症、常见女性生殖器官肿瘤、妊娠分娩常规操作技术、常见产褥疾病、产科急症等内容进行了较为细致的概括。具体内容按照临床诊疗顺序依次展开,剖析疾病的临床表现、诊断和治疗的全过程,以帮助读者启迪思路,全面、系统地掌握妇产科常见病症的诊疗方法。

本书在编写过程中,编者付出了巨大努力。但由于编写经验有限,加之时间仓促,疏漏或不足之处恐在所难免,希望诸位同道不吝批评指正,以期再版时予以改进、提高,使之逐步完善。

编　者

2020 年 4 月

目　录

第一章 妇产科临床检查

第一节 妇科体格检查

妇科体格检查应在采取病史后进行。检查范围包括全身检查、腹部检查和盆腔检查。除急诊外,应按下列先后顺序进行。盆腔检查为妇科所特有,又称为妇科检查。男性实习医师或男医师体格检查时不宜单独进行,应在女医师或护士或患者家属陪同下进行。

一、全身检查

(1)全身一般状况、神志、精神状态、面容、体态、全身发育、毛发分布、皮肤等。

(2)头部器官、颈、乳房、心、肺、脊柱、四肢,以及淋巴结(特别注意左锁骨上和腹股沟淋巴结)和各部分发育以及有无包块、分泌物等。

(3)常规测量体温、脉搏、呼吸、血压、体重和身高。

二、腹部检查

腹部检查是妇科体格检查的重要组成部分,应在盆腔检查前进行。

(一)视诊

腹部有无隆起或呈蛙腹,腹部有无瘢痕、静脉曲张、妊娠纹、腹壁疝、腹直肌分离等。

(二)触诊

腹壁厚度,肝、脾、肾有无增大或触痛,腹部有无压痛、反跳痛、肌紧张,腹部有无包块及其大小、性质、压痛形状、活动度、表面光滑度等,若为妊娠,应注意子宫底高低或胎位等。

（三）叩诊

有无鼓音、浊音、移动性浊音,以及其分布范围,肝、肾区有无叩击痛。

（四）听诊

肠鸣音,若合并妊娠则听取胎心音。

三、盆腔检查

（一）检查用品

无菌手套、阴道窥器、鼠齿钳、长镊、宫颈刮板、玻片、棉拭子、消毒液、液状石蜡或肥皂水、生理盐水等。

（二）基本要求

（1）检查者应关心体贴被检查的患者,做到态度严肃、语言亲切、检查仔细、动作轻柔。

（2）除尿失禁患者外,检查前应排空膀胱,必要时应导尿。大便充盈者应先排便或灌肠。

（3）每检查一人,应由医务人员更换置于被检查者臀部下面的垫单(纸),其他器械也均须每次更换,防止交叉感染。

（4）一般盆腔检查时取膀胱截石位,检查者面向患者,立在患者两脚间。危重者、不宜搬动者在病床上或担架上检查。

（5）月经期不应做检查,若有异常阴道出血,检查前应先消毒外阴,以防感染。

（6）未婚者禁做双合诊及窥阴器检查,应做直肠—腹部联合诊。若确实要做妇科检查应征得本人及家属同意后方可进行。

（7）对腹壁肥厚、高度紧张或未婚患者,在盆腔检查不满意时,应行 B 超检查,必要时可在麻醉下进行盆腔检查。

（三）检查方法

1.外阴部检查

（1）外阴发育及阴毛分布(女性为倒置三角形分布)、阴毛多少,有无畸形、水肿、皮炎、溃疡、赘生物、肿块,皮肤黏膜色泽及有无增厚、变薄、萎缩。

（2）戴消毒手套的拇指和示指分开小阴唇,暴露阴道前庭、尿道口和阴道口。

（3）未婚者处女膜应完整未破,其阴道口勉强可容示指;已婚者阴道口能容两指;经产妇处女膜仅残余痕迹,或见会阴侧切瘢痕。

(4)检查时应嘱患者用力向下屏气,观察有无阴道前壁或后壁膨出,有无尿失禁或漏尿等。

2.阴道窥器检查

(1)根据阴道松弛程度选用适当大小的阴道窥器,未婚者非经本人同意,禁用阴道窥器。

(2)先将阴道窥器两叶合拢,旋紧其中部螺丝,放松侧部螺丝,用液状石蜡或肥皂液润滑两叶前端;若做宫颈刮片或阴道上 1/3 段涂片细胞学检查,则不用润滑剂,以免影响检查结果。

(3)置入阴道前先用左手示指和拇指分开两侧小阴唇,暴露阴道口,右手持预先准备好的阴道窥器,直接沿阴道侧后壁缓慢插入阴道内,然后向上向后推进,在推进中徐徐将两叶展平,并逐渐张开两叶,直至完全暴露宫颈为止。置入时注意防止阴道窥器顶端碰伤宫颈,以免出血。

(4)取出阴道窥器前,应旋松侧部螺丝,待两叶合拢再取出。

3.视诊

(1)检查阴道:旋松阴道窥器侧部螺丝,转动阴道窥器。观察阴道前后及两侧壁黏膜颜色、皱襞,有无溃疡、赘生物、囊肿以及有无阴道隔等先天畸形。阴道内分泌物量、色泽、性状、有无臭味。白带异常者取分泌物做涂片或培养,找滴虫、念珠菌、淋球菌及线索细胞,以及测定阴道 pH 值、白带清洁度等。

(2)检查宫颈:暴露宫颈后,暂时旋紧阴道窥器侧部螺丝,使阴道窥器固定在阴道内;观察宫颈大小、色泽、外口形状,有无柱状上皮异位、撕裂、外翻、息肉、腺囊肿、肿块,宫颈管内有无出血、分泌物。宫颈刮片或培养的标本均于此时采集。

4.双合诊检查

(1)检查者一手的两指(示指和中指)或一指(示指)放入阴道,另一手在腹部配合检查,称为双合诊。

(2)目的是检查阴道、宫颈、宫体、输卵管、卵巢、子宫韧带和宫旁结缔组织,以及盆腔内其他器官和组织是否有异常。

(3)惯用右手(或左手)戴好手套,示指、中指涂润滑剂后,轻轻通过阴道口,沿后壁放入阴道,检查阴道通畅度、深度及弹性,有无畸形、瘢痕、结节、肿块,有无触痛。

(4)扪及宫颈大小、形状、硬度、宫颈外口形态,有无接触性出血、牵拉宫颈有无疼痛(称宫颈举痛),宫颈周围穹隆情况。

(5)根据宫颈及外口朝向估计子宫位置。宫颈外口方向朝后时宫体多为前倾,朝前时宫体多为后倾;宫颈外口朝前且阴道内手指伸达后穹隆顶部即可触及宫体时,子宫为后屈。

(6)扣清子宫情况后,将阴道内两指由宫颈后方移至侧穹隆,尽可能往上向盆腔深部扣诊,与此同时,另一手从同侧下腹壁髂嵴水平开始,由上往下按压腹壁,与阴道内手指相互对合,以触及子宫附件区有无肿块、增厚、压痛。若扣及肿块应注意其位置、大小、形状、软硬度、活动度,与子宫关系及有无压痛。输卵管正常不能扣及,卵巢偶可扣及。

5.三合诊检查

(1)三合诊检查即腹部、阴道、直肠联合检查,一手示指放入阴道,中指放入直肠,另一手放在腹部联合检查。

(2)目的是弥补双合诊检查的不足,特别注意子宫后壁、直肠子宫凹陷、宫骶韧带及盆腔后部的病变,癌肿与盆壁关系,阴道直肠隔,骶前或直肠内有无病变。

6.直肠—腹部诊

(1)一手示指伸入直肠,另一手在腹部配合检查,称直肠—腹部诊。

(2)适用于无性生活史、阴道闭锁或其他原因不宜进行双合诊的患者。

(四)记录

通过盆腔检查,应将检查结果按下列解剖部位先后顺序记录。

1.外阴

发育情况,婚产式(未婚、已婚或经产),有异常发现时详加描述,如阴毛分布、稀疏或炎症、畸形等。

2.阴道

是否通畅,黏膜情况,分泌物量、色、性状,以及有无臭味。

3.宫颈

大小、硬度,有无柱状上皮异位、撕裂、息肉、腺囊肿、有无接触性出血、宫颈举痛及摇摆痛等。

4.宫体

位置、大小、硬度、活动度及有无压痛等。

5.附件

有无块物、增厚或压痛。若扣及包块,记录其位置、大小、硬度、表面是否光滑,活动度,有无压痛及与子宫、盆壁关系等,左右分别记录。

第二节 产科检查

一、早期妊娠的诊断

早期妊娠指 13 周末以前的妊娠。确诊早期妊娠主要依靠临床症状、体征和辅助检查。

1.症状

(1)停经:健康育龄妇女月经周期正常,一旦月经过期,应首先想到妊娠。

(2)早孕反应:约于停经 6 周开始出现头晕、乏力、嗜睡、喜酸食、流涎、恶心、晨起呕吐,至停经 12 周左右多能自行消失。

(3)乳房胀痛:多发生在停经 8 周以后,初孕妇明显。

(4)尿频:停经 10 周起,增大的前位子宫压迫膀胱所致。当停经 12 周以后,子宫进入腹腔,尿频症状自行消失。

2.体征

(1)乳头及乳晕着色,乳晕周围出现深褐色的蒙氏结节。

(2)外阴色素沉着,阴道黏膜及宫颈充血,呈紫蓝色且变软。

(3)双合诊触及子宫峡部极软,宫颈与宫体似不相连,即黑加征。

(4)双合诊触及子宫体增大变软,开始前后径变宽略饱满,于停经 5~6 周子宫体呈球形,至停经 8 周时子宫体约为非孕时的 2 倍。

3.辅助检查

(1)超声检查。

1)B超:于停经 5 周在增大子宫轮廓中见到圆形光环(妊娠环),其中间为液性暗区(羊水),环内见有节律的胎心搏动,可确诊为宫内早期妊娠、活胎。

2)超声多普勒:在子宫区听到有节律、单一高调的胎心音,每分钟 150~160 次,可确诊为早期妊娠、活胎。

(2)妊娠试验:检测受检者尿液中绒毛膜促性腺激素值,采用免疫学方法,近年国内最常应用的是早早孕(停经 42d 以内的妊娠)诊断试验法。

1)方法:取受检者尿液置于尿杯中,将试纸标有 MAX 的一端浸入尿液中,注意尿液面不得超过 MAX 线。一日内任何时间均可测试,但以晨尿最佳。经 1~5min 即可观察结果,10min 后的结果无效。

2)结果判定:在白色显示区上端仅出现一条红色线,为阴性结果,未妊娠。在白色显示区上端出现两条红色线,为阳性结果,妊娠。若试纸条上端无红线时,表示试纸失效或测试方法失败。上端为对照测试线,下端为诊断反应线,试纸反应线因标本中所含 hCG 浓度多少可呈现出颜色深浅变化。

3)协助诊断早期妊娠的准确率高达 98%。

(3)宫颈黏液检查:早期妊娠时,宫颈黏液量少,质稠,涂片干燥后光镜下见排列成行的椭圆体。

(4)黄体酮试验:利用孕激素在体内突然消退能引起子宫出血的原理,肌内注射黄体酮注射液 20mg 连续 3d,停药后 7d 内未出现阴道流血,早期妊娠的可能性大。

(5)基础体温测定:双相型体温的妇女,停经后高温相超过 18d 不下降,早期妊娠的可能性很大。必须指出,若妇女就诊时停经日数尚少,症状、体征及辅助检查结果还不能确诊为早期妊娠,应嘱 1 周后复查。

4.鉴别诊断

容易和早期宫内妊娠相混淆的疾病主要有以下几种。

(1)子宫肌瘤:正常妊娠和典型子宫肌瘤不难鉴别。但受精卵着床位置偏于一侧,则该侧子宫角部明显突出,使子宫表面不平及形状不对称,双合诊有可能将早期妊娠的子宫误诊为子宫肌瘤,特别是有肌瘤囊性变的病例。借助 B 超和尿妊娠试验极易区分开。

(2)卵巢囊肿:有些早期妊娠的妇女,早孕反应不明显,双合诊因黑加征误将子宫颈部当做整个子宫,将子宫体误诊为卵巢囊肿。有些患者出现停经且伴有盆腔肿块时,易误诊为早期妊娠子宫,若仔细行双合诊,可发现卵巢囊肿多偏向一侧,活动范围较大,甚至可在一侧下腹部触及。

(3)假孕:是因盼子心切所致的幻想妊娠。在精神因素影响下,出现停经、早孕样反应,若仅依据主诉及症状描述极易误诊。双合诊检查子宫正常大、不软,尿妊娠试验阴性,可以排除妊娠。

二、中、晚期妊娠的诊断

中期妊娠是指第 14~27 周末的妊娠。晚期妊娠是指第 28 周及其后的妊娠。妊娠中期以后,子宫明显增大,可摸到胎体,自感到胎动,听到胎心,容易确诊。

1.诊断依据

(1)有早期妊娠的经过,并逐渐感到腹部增大和胎动。

(2)子宫增大,以手测宫底高度和尺测耻上子宫长度,判断与妊娠周数是否相符(表1-1)。

表1-1　不同妊娠周数的宫底高度及子宫长度

妊娠周数	手测宫底高度	尺测子宫长度(cm)
12周末	耻骨联合上2~3横指	
16周末	脐耻之间	
20周末	脐下1横指	18(15.3~21.4)
24周末	脐上1横指	24(22.0~25.1)
28周末	脐上3横指	26(22.4~29.0)
32周末	脐与剑突之间	29(25.3~32.0)
36周末	剑突下2横指	32(29.8~34.5)
40周末	脐与剑突之间或略高	33(30.0~35.3)

(3)胎动指胎儿在子宫内的活动,是胎儿情况良好的表现。多数孕妇于妊娠18~20周开始自觉胎动,胎动每小时3~5次,妊娠周数越多,胎动越活跃,但至妊娠末期胎动逐渐减少,有时在腹部检查时能看到或触到胎动。

(4)胎心于妊娠18~20周用听诊器经孕妇腹壁能够听到。胎心呈双音,速度较快,每分钟110~160次,需与其他音响相鉴别,子宫杂音、腹主动脉音、胎盘杂音均与孕妇脉搏数相一致;脐带杂音是与胎心率一致的吹风样低音响;胎动音及肠鸣音呈杂乱无章音响;听到胎心音可确诊妊娠且为活胎。

(5)胎体在妊娠20周后经腹壁能够触清,胎头、胎背、胎臀和胎儿肢体在妊娠24周后能够区分清楚。胎头圆而硬且有浮球感;胎背宽而平坦;胎臀宽而软,形状略不规则;胎儿肢体小且有不规则活动。

2.辅助检查

最常用的是超声检查,不仅对腹部检查不能确定的胎儿数目、胎位、有无胎心搏动以及胎盘位置有意义,也能测量胎头双顶径、股骨长度等多条径线,并可观察胎儿有无体表畸形。在妊娠18~24周,可采用超声进行胎儿系统检查,筛查胎儿结构畸形。

彩色多普勒超声能探出胎心音、胎动音、脐血流音及胎盘血流音。

三、产前检查

1.定期产前检查的意义

进行定期产前检查(包括全身检查和产科检查)的意义,在于能够全面、系统地了解和掌握孕妇及胎儿在妊娠期间的动态变化,是贯彻预防为主、保障孕妇和胎儿健康、做到安全分娩的必要措施。

(1)产前检查能全面了解孕妇在妊娠期间的健康状况,及早发现妊娠合并症,如妊娠高血压综合征、妊娠合并心脏病等,并予以合理的治疗。

(2)产前检查通过多种途径,能较全面地了解胎儿在母体子宫内的安危和胎儿的成熟程度,提供正确处理的依据,对降低围生儿死亡率和早期发现遗传性疾病、先天缺陷等,均有重要作用。

(3)产前检查能系统地掌握妊娠过程,早期发现妊娠的异常变化(如异常胎位等),及时予以纠正,并能及早决定分娩方式。

(4)产前检查能对孕妇进行必要的孕期卫生指导,使孕妇对妊娠、分娩有正确的认识,消除不必要的疑虑。

2.产前检查的时间

产前检查应从确诊早期妊娠时开始,应在妊娠12周前进行一次全面检查,填写在孕产妇保健手册(卡)上,经检查未发现异常者,应于妊娠20周起进行产前系列检查,于妊娠20、24、28、32、36、37、38、39、40周共做产前检查9次,若为高危孕妇,应酌情增加产前检查次数。

3.产前检查时的病史询问

(1)年龄:年龄过大,特别是35岁以上的初孕妇,因在妊娠期和分娩期较易发生妊娠高血压综合征、胎儿畸形、产力异常等合并症或并发症。年龄过小则易发生难产。

(2)职业:接触有毒物质的孕妇,应定期检测血象及肝功能。从事体力劳动、精神高度紧张工作(如建筑高空作业、汽车司机等)及高温作业孕妇,应在妊娠晚期调换工作岗位。

(3)月经史及孕产史:问清末次月经第1日,计算出预产期;问清胎产次,既往孕产情况,有无流产、早产、死胎、死产、胎儿畸形、妊娠合并症、手术产、产前出血、产后出血、胎盘滞留、产褥感染等病史;问清末次分娩或流产的日期、处理经过及新生儿情况。

（4）本次妊娠过程：妊娠期间有无病毒感染及用药史，有无阴道流血、头晕、头痛、眼花、心悸、气短、下肢水肿等症状。

（5）既往史：着重询问有无高血压、心脏病、结核病、血液病、肝肾疾病等。询问接受过何种手术。

（6）家族史及丈夫健康状况：询问家族及丈夫有无高血压、结核病、双胎妊娠、糖尿病及遗传性疾病等。

4.产前检查时的全身检查

应注意孕妇的发育、营养及精神状态，心肺情况，肝、脾、甲状腺有无肿大，双肾区有无叩击痛。化验应查血常规、血小板计数、血型、传染病及生化检查，尿常规。一年内未做胸透者，在妊娠 20 周以后必要时行胸部透视。此外，还应着重检查以下各项。

（1）身高与步态：身高＜140cm 应注意有无骨盆狭窄，步态异常者应注意脊柱、骨盆及下肢有无畸形。

（2）体重：每次产前检查时均应测体重。从妊娠 5 个月起体重增加较快，但每周体重平均增加不应超过 0.5kg，体重增加过快者常有水肿或隐性水肿。

（3）血压：每次产前检查时均应测血压。血压不应超过 140/90mmHg，超过者应视为病态。在妊娠中期应行妊娠高血压综合征预测方法的血压检查（如平均动脉压、翻身试验）。

（4）水肿：每次产前检查时，均应检查孕妇体表有无水肿。

（5）乳房：检查乳房发育情况，有无肿块及慢性病变。注意乳头大小，有无内陷。若有乳头内陷应在妊娠期间予以纠正。

5.推算预产期的方法

卵子受精是妊娠的开始。鉴于确切的受精日期无法获得，妊娠后不再月经来潮，故通常均以末次月经第 1 日作为妊娠开始来计算。妊娠全过程实为 266d，应加 14d 相当于 9 个月零 7 日。为了能预先计算出分娩的可能日期，每名孕妇均应确切知道自己的预产期。

（1）一般方法：推算预产期的方法为月份减 3（末次月经第 1 日的月份在 4 月份及以后者）或加 9（末次月经第 1 日的月份在 4 月份以前者），若超过 12 月需增加 1 年。日数加 7，日数超过该月份的日数需进位 1 个月。

（2）其他方法：若孕妇已记不清末次月经第 1 日的日期，或于哺乳期无月经来潮而受孕者，可根据早孕反应出现的日期或胎动开始出现的日期估计。

1）根据早孕反应出现的日期估计预产期：早孕反应多数出现在停经 6 周左右，

预产期该在早孕反应开始出现日期再加上 34 周(34×7=238d)。举例:孕妇只知早孕反应开始出现日期为 1998 年 4 月 8 日,估算:4 月份余 22d,5 月份 31d,6 月份 30d,7 月份及 8 月份均 31d,9 月份 30d,10 月份 31d,11 月份 30d,12 月份加 2d 共 238d,故估计预产期为 1998 年 12 月 2 日。

2)根据胎动开始出现的日期估计预产期:初孕妇胎动开始出现在停经 20 周(经产妇则以 18 周居多)时,预产期该在胎动开始出现日期再加上 20 周(20×7=140d)。举例:孕妇只知胎动开始出现日期为 1998 年 4 月 8 日。估计:4 月份余 22d,5 月份 31d,6 月份 30d,7 月份 31d,8 月份加 26d 共 140d,故估计预产期为 1998 年 8 月 26 日。

必须指出,上述推算或估计预产期的方法均属概算,与实际分娩日期可能有 1~2 周的出入。

6.胎儿大小的估计

正确估计胎儿大小,对判断胎儿是否成熟以及提高新生儿存活率,具有重要意义。估计胎儿大小的常用方法有以下几种。

(1)以子宫增大程度估计胎儿大小:单胎、羊水量正常的胎儿大小,与子宫增大程度通常是一致的,故可以利用子宫增大程度与妊娠周数是否相符来估计胎儿大小,主要方法有以下几种。

1)手测宫底高度的方法:宫底高度是指以子宫底部与耻骨联合、脐或剑突的距离估计妊娠周数,借以判断胎儿大小。

2)尺测耻上子宫长度的方法:以软尺测量耻骨联合上缘至子宫底的弯曲长度估计妊娠周数,借以判断胎儿大小。也可用下述公式计算:子宫长度=妊娠周数×5/6。

(2)外测量法估计胎儿大小:此法较上法更准确些。主要是测量胎儿坐高径。坐高径是指屈曲姿势的胎儿头顶至臀部尖端的距离。足月胎儿的坐高径为 24~25cm,约为胎儿身长的一半。以特殊的骨盆计一端伸入孕妇阴道内达先露部胎头顶端,另一端置于腹壁上子宫底顶点。将实测数值加倍后,再减去腹壁软组织厚度 2cm 即为胎儿身长。胎儿身长除以 5 即为妊娠月份。其公式为:

$$胎儿身长=胎儿坐高径(cm)×2$$
$$妊娠月份=胎儿身长÷5$$

举例:测得胎儿坐高径值为 20cm,乘以 2 为 40,减去 2 为 38,再除以 5 为 7.6 个月,此胎儿约为妊娠 30 周。

(3)B 超测量胎头双顶径值估计胎儿大小:是近年最常用的方法,其优点是简便、安全、准确度高。胎头各径线的增长与胎儿体重的增加是一致的,其中以胎头双顶径更有价值。已知胎头双顶径(BPD)值>8.5cm,约有90%的胎儿体重>2500g,>8.7cm时约有98%的胎儿体重>2500g,故通常以BPD值8.7cm作为胎儿成熟的标准。此法另一优点是能够连续测量,于妊娠28周以后,每周BPD值约增加2mm,若增加数值<1.7mm则可判断为低体重儿。B超测得BPD值后,按下列公式计算出胎儿体重的近似值。

Thompson公式:BPD值(cm)×1060−6675(误差±480g)

Hellman公式:BPD值(cm)×722.2−3973(误差±382g)

Kohorn公式:BPD值(cm)×623−2569(误差±382g)

Sabbagha公式:BPD值(cm)×933.1−5497.8(误差±404g)

中泽忠明公式:BPD值(cm)×838.3−4411(误差±654g)

简便计算公式Ⅰ:BPD值(cm)×900−5200

简便计算公式Ⅱ:BPD值(cm)×370

值得注意的是,上述各法均有误差。随着孕周的增加,绘制出BPD值增长曲线,若能和子宫长度曲线、母体体重曲线相对照,更能较准确地推测出胎儿大小。

7.四步触诊法

产科检查通过四步触诊法,能够检查子宫大小、胎产式、胎先露、胎方位以及胎先露部是否衔接。在做前三步手法时,检查者面向孕妇;在做第四步手法时,检查者应面向孕妇足端。

第一步手法:检查者双手置于子宫底部,向下稍加按压,了解子宫外形并摸清子宫底高度,估计胎儿大小与妊娠周数是否相符。然后用双手指腹触摸,判断子宫底部的胎儿部分是胎头还是胎臀。若为胎头,则圆而硬,容易推动且有浮球感(用手指经腹壁或经阴道轻轻触动胎儿某部分,胎儿漂动又回弹的感觉),仔细触摸有时能触到胎头与胎背之间有一沟状区域,推动胎头时胎背不动。若为胎臀则较宽且软,形状略不规则,活动度不大,推动胎臀时胎身也随之而动。若为肩先露,子宫底高度较妊娠月份低,宫底处空虚,摸不到胎头或胎臀。

第二步手法:检查者两手分别放于腹部两侧。一手固定,另一手轻轻向对侧深按。两手交替操作,仔细分辨胎背和胎儿肢体的位置。若触及平坦饱满部分则为胎背并需确定胎背方向,向前、侧方或向后。若触及高低不平、可变形部分则为胎儿肢体,有时可以感觉到胎儿肢体在活动。

第三步手法:检查者右手拇指与其余四指分开,放在耻骨联合上方握住先露部,再次复核是胎头或胎臀,并左右推动判断是否衔接。根据胎头与胎臀形态不同加以区别。若胎先露部未入盆可被推动,若已衔接则不能被推动。

第四步手法:检查者的两手分别放在先露部的两侧,沿着骨盆入口方向向下深插,核对先露部入盆程度。完全入盆时,若胎先露为胎头,在两手下插过程中,一手可顺利进入骨盆入口,另一手被胎头隆起部阻挡不能继续深插,该部位称为胎头隆突。若与胎儿肢体同侧有阻挡,为胎头处于俯屈位置的枕先露,胎头隆突为额骨。若与胎背同侧有阻挡,为胎头处于仰伸位置的面先露,胎头隆突为枕骨。

通过产科检查四步触诊法对胎先露部是胎头还是胎臀难以确定时,可行肛诊、B超检查以协助诊断。

8.骨盆外测量

骨盆大小及形状是决定胎儿能否经阴道分娩的重要因素之一,故骨盆测量是产前检查不可缺少的项目。骨盆外测量虽不能直接测量出骨盆内径,但可以从骨盆外测量各径线的比例中,间接判断骨盆大小及形态,由于操作简便,临床至今仍广泛利用,使用骨盆测量器测量以下径线和耻骨弓角度。

(1)髂棘间径:孕妇取伸腿仰卧位测量两髂前上棘外缘的距离,正常值为23～26cm。

(2)髂嵴间径:孕妇取伸腿仰卧位测量两髂嵴外缘最宽的距离,正常值为25～28cm。以上两径线能间接推测骨盆入口横径长度。

(3)骶耻外径:孕妇取左侧卧位,右腿伸直,左腿屈曲。测量第5腰椎棘突下至耻骨联合上缘中点的距离,正常值为18～20cm。第5腰椎棘突下相当于米氏菱形窝的上角,此径线能间接推测骨盆入口前后径长度,是骨盆外测量中最重要的径线。骶耻外径值与骨质厚薄相关,此值减去1/2尺桡周径(围绕右侧尺骨茎突及桡骨茎突测得的前臂下端周径)值,即相当于骨盆入口前后径值。

(4)坐骨结节间径:取仰卧位,两腿弯曲,双手抱双膝。测量两坐骨结节内侧缘的距离,正常值为8.5～9.5cm。也可用检查者拳头测量,若其间能容纳成人手拳,即属正常。此径线直接测得骨盆出口横径长度。若此径值<8.5cm时,应加测出口后矢状径。

(5)出口后矢状径:检查者将戴指套的右手示指伸入孕妇肛门后,指腹向骶骨方向,拇指置于孕妇体表骶尾部,两指共同找到骶骨尖端,骨盆出口测量器一端放于坐骨结节间径的中点,一端放在骶骨尖端处,看测量器刻度数字即是出口后矢状径长度,正常值为8～9cm。出口后矢状径不小,能弥补坐骨结节间径稍小。出口后矢状径与坐骨结节间径之和>15cm时,表示骨盆出口无明显狭窄。

(6)耻骨弓角度:用两手拇指指尖斜着对拢,放于耻骨联合下缘,左右两拇指平放在耻骨降支上。测量两拇指间的角度即耻骨弓角度，正常值为 90°，<80°为不正常。此角度能反映骨盆出口横径宽度。

9.骨盆内测量

骨盆内测量能经阴道较准确地测知骨盆大小，对估计骨盆类型较骨盆外测量更有价值。适用于骨盆外测量有狭窄者，或临床怀疑有头盆不称者。测量时孕妇取仰卧截石位，外阴部消毒，检查者戴消毒手套，涂润滑油，动作要轻柔，主要测量的径线有以下三种。

(1)对角径：测量骶岬上缘中点至耻骨联合下缘的距离，正常值为 12.5～13.0cm。此值减去 1.5～2.0cm 为骨盆入口前后径长度，又称真结合径。测量方法：检查者一手示、中指伸入阴道，用中指尖触骶岬上缘中点，示指上缘紧贴耻骨联合下缘，另一手示指正确标记此接触点，抽出阴道内的手指，测量其中指尖至此接触点的距离即为对角径。若测量时阴道内的中指尖触不到骶岬上缘，表明对角径>12.5cm。

(2)坐骨棘间径：测量两坐骨棘间的距离，正常值为 10cm 左右。测量方法：以一手示、中指放入阴道内，分别触及两侧坐骨棘，估计其间的距离。准确的方法是用中骨盆测量器。伸入阴道内的左手示、中指稍压阴道后壁，右手将测量器合拢放入，在阴道内手指的引导下张开测量器，将两端分别固定在坐骨棘上，读出的厘米数值即坐骨棘间径长度。

(3)坐骨切迹宽度：测量坐骨棘与骶骨下部间的距离，即骶棘韧带宽度，代表中骨盆后矢状径。将阴道内示、中指并排放于骶棘韧带上，若能容纳 3 横指(5.5～6cm)为正常，否则提示中骨盆狭窄。

第二章　常见女性生殖系统炎症

第一节　外阴炎

一、非特异性外阴炎

各种病原体侵犯外阴均可引起外阴炎,以非特异性外阴炎多见。

（一）诊断依据

1.临床表现

(1)病史:糖尿病、尿瘘、粪瘘,阴道灌洗史等。

(2)症状:外阴部瘙痒、疼痛及灼热感,阴道分泌物增多。

(3)妇科检查:急性炎症时小阴唇内外侧红肿,可呈片状湿疹,严重时可见脓疱形成或浅小溃疡。慢性炎症时外阴皮肤粗糙增厚,可出现皲裂以及腹股沟淋巴结肿大。

2.辅助检查

需除外特异性外阴炎。

(1)阴道分泌物生理盐水悬液检查滴虫、真菌,除外特异性阴道炎引起的外阴炎。

(2)阴道分泌物检查清洁度、pH(一般清洁度多为Ⅲ度,pH＞4.5);宫颈分泌物检查衣原体、淋病奈瑟菌。必要时行阴道分泌物细菌培养及药物敏感试验。

(3)外阴部溃疡必要时做活体组织病理检查及梅毒血清学检查。

(4)检查尿糖及血糖。

（二）治疗

1.一般治疗

(1)保持外阴干燥,避免搔抓。

(2)0.02%高锰酸钾溶液坐浴,每日2～3次;或3%～5%硼酸水坐浴,每日1～2次。

2.药物治疗

应针对病原体选择抗生素治疗。

二、尿道旁腺炎

尿道旁腺开口位于尿道口后壁两侧,当尿道发生感染时,致病菌可潜伏于尿道旁腺而致尿道旁腺炎。致病菌主要为淋球菌、葡萄球菌、大肠埃希菌和链球菌等。

(一)诊断依据

1.临床表现

(1)病史:有尿道炎病史。

(2)症状:尿频、尿急、尿痛及排尿后尿道灼热感和疼痛。

(3)妇科检查:尿道口后壁两侧腺管开口处充血、水肿,用手指按压有脓性分泌物溢出。

2.辅助检查

(1)在腺管开口处取脓性分泌物做涂片及细菌培养,如涂片及培养有淋球菌或其他致病菌生长即可明确诊断。

(2)中段尿镜检尿液中有较多的白细胞,表示存在泌尿系感染。

(二)治疗

(1)抗生素治疗,如为淋病奈瑟菌感染按淋病奈瑟菌性尿道炎治疗,可用第三代头孢类药物。如对头孢类药物过敏可应用大观霉素2g,一次肌内注射。性伴侣同时治疗。其他细菌感染时可按细菌培养及药敏试验结果给药。

(2)治疗结束后需继续随访,在感染部位再取分泌物做涂片及细菌培养,以观察疗效。

三、前庭大腺炎、前庭大腺脓肿、前庭大腺囊肿

前庭大腺炎多发生于生育年龄妇女、婴幼儿。急性炎症期因腺管口肿胀或渗出物凝聚而阻塞,脓液不能外流积存而形成脓肿,称为前庭大腺脓肿。慢性期脓液逐渐吸收而成为清晰透明黏液,称为前庭大腺囊肿。主要病原为淋球菌及其他细菌。

(一)急性前庭大腺炎及前庭大腺脓肿

1.诊断依据

(1)临床表现。

1)症状:一侧外阴局部疼痛、肿胀,当脓肿形成时疼痛加剧。

2)妇科检查:大阴唇下 1/3 处有硬块,表面红肿,压痛明显。当脓肿形成时,可有波动感,当脓肿增大时,表皮可自行破溃。

(2)辅助检查:前庭大腺开口处或破溃处取脓液做涂片及细菌培养。

2.治疗

(1)急性前庭大腺炎。

1)卧床休息,保持局部清洁。

2)局部用药。

3)针对病原体应用抗生素。

(2)前庭大腺脓肿:当脓肿局限、边界清晰、有波动感时,应及时切开引流及造口术。脓液引流后放置引流条,24h 后取出,并用 0.02%高锰酸钾溶液坐浴。

(二)前庭大腺囊肿

1.诊断依据

(1)病史:有前庭大腺急性炎症史或有淋病史。

(2)临床表现。

1)症状:外阴部坠胀感,性交不适。

2)妇科检查:在一侧大阴唇后部下方有囊性包块,常向大阴唇外侧突出,无触痛,边界清楚。

(3)辅助检查:诊断困难时,可做局部穿刺,抽得的黏液送细菌培养和做药物敏感试验。

2.治疗

囊肿较小且无症状可随访。囊肿较大或反复急性发作宜行囊肿造口术,术后仍可保持腺体功能。

四、外阴溃疡

外阴溃疡可因外阴炎症(特异性外阴炎、单纯疱疹病毒感染、外阴结核、梅毒、软下疳等)、白塞病、外阴癌等引起。

（一）诊断依据

1.临床表现

（1）非特异性外阴炎搔抓后,局部疼痛,可伴低热、乏力等,溃疡周围有明显炎症。

（2）疱疹病毒感染,起病急,疱疹破后形成溃疡,可伴或不伴发热、腹股沟淋巴结肿大及全身不适。溃疡基底灰黄色,多伴疼痛,明显充血水肿,可自愈,但常复发。

（3）白塞病发展中的一个阶段可为急性外阴溃疡,与眼、口腔病变先后出现,可分为坏疽、下疳粟粒型。

（4）外阴结核及外阴癌可表现为慢性溃疡。

2.辅助检查

（1）分泌物做细菌培养、血清学检测。

（2）久治不愈者应做活组织病理检查,除外结核与癌变。

（二）治疗

（1）保持外阴干燥、清洁,避免摩擦搔抓。

（2）用 0.02％高锰酸钾坐浴。

（3）非特异性外阴炎引起的溃疡局部用抗生素软膏。白塞病需注意改善全身情况,急性期可用皮质类固醇激素缓解症状。局部用复方新霉素软膏,1％～2％硝酸银软膏。其他原因引起的溃疡按不同的病因采取不同的治疗。

第二节　阴道炎

一、滴虫性阴道炎

滴虫性阴道炎是由阴道毛滴虫感染引起的生殖道炎症。主要经性接触直接传播、可间接传播。

（一）诊断依据

1.临床表现

（1）阴道分泌物增多,多呈泡沫状、黄绿色。

（2）外阴瘙痒、灼热感。

（3）部分患者有尿频等症状。

（4）少数女性临床表现轻微，甚至没有症状。

（5）妇科检查可见外阴阴道黏膜充血，阴道分泌物多呈泡沫状、黄绿色。

2.辅助检查

下列方法任何一项阳性即可确诊。

（1）悬滴法：在阴道分泌物中找到阴道毛滴虫，但其敏感性仅为 60％～70％，且需要立即湿片检查以获得最佳效果。

（2）培养法：最为敏感及特异的诊断方法，准确率达 98％。对于临床可疑而悬滴送结果阴性的女性，可做滴虫培养。

（二）治疗

1.治疗方案

主要是硝基咪唑类药物。滴虫性阴道炎经常合并其他部位的滴虫感染，故不推荐局部用药。

（1）推荐方案：全身用药——甲硝唑 2g，单次口服；或替硝唑 2g，单次口服。

（2）替代方案：全身用药——甲硝唑 400mg，口服，每日 2 次，共 7d。

对于不能耐受口服药物或不适宜全身用药者，可选择阴道局部用药，但疗效低于口服用药。

（3）注意事项：患者服用甲硝唑 24h 内或在服用替硝唑 72h 内应禁酒。

2.性伴侣的治疗

对性伴侣应同时治疗，并告知患者及性伴侣治愈前应避免无保护性交。

3.随访

治疗后无临床症状者不需随访。

二、外阴阴道假丝酵母菌病

外阴阴道假丝酵母菌病（VVC）是由假丝酵母菌感染引起的阴道炎症。VVC 分为：单纯性 VVC 和复杂性 VVC。单纯性 VVC 是指正常非孕宿主发生的散发由白色念珠菌所致的轻度 VVC。复杂性 VVC 包括：复发性 VVC、重度 VVC、妊娠期 VVC、非白念珠菌所致的 VVC 或宿主为未控制的糖尿病、免疫低下者。重度 VVC 是指临床症状严重，外阴或阴道皮肤黏膜有破损，按 VVC 评分标准（表 2-1），评分≥7 分为重度 VVC。复发性外阴阴道假丝酵母菌病（RVVC）是指一年内有症状性 VVC 发作多于或等于 4 次。

表 2-1　VVC 的评分标准

评分项目	0	1	2	3
瘙痒	无	偶有发作,可被忽略	能引起重视	持续发作,坐立不安
疼痛	无	轻	中	重
充血、水肿	无	<1/3 阴道充血	1/3～2/3 阴道壁充血	>2/3 阴道壁充血
抓痕、皲裂、糜烂	无			有
分泌物量	无	较正常稍多	量多,无溢	量多,有溢出

(一)诊断依据

1.临床表现

(1)外阴瘙痒,可伴外阴、阴道烧灼感。

(2)白带增多,呈白色豆渣样或凝乳样。

(3)妇科检查:外阴局部充血、肿胀,小阴唇内侧及阴道黏膜表面有白色片状薄膜或凝乳状物覆盖。

2.辅助检查

(1)悬滴法:10% KOH 镜检,菌丝阳性率70%～80%。生理盐水法阳性率低,不推荐。

(2)涂片法:革兰染色法镜检,菌丝阳性率70%～80%。

(3)培养法:RVVC 或有症状但多次显微镜检查阴性者,应采用培养法,同时进行药物敏感试验。

(二)治疗

1.基本原则

(1)积极去除 VVC 的诱因。

(2)规范化应用抗真菌药物,首次发作或首次就诊是规范化治疗的关键时期。

(3)性伴侣无需常规治疗;RVVC 患者的性伴侣应同时检查,必要时给予治疗。

(4)不常规进行阴道冲洗。

(5)VVC 急性期间避免性生活或性交时使用安全套。

(6)同时治疗其他性传播疾病。

(7)强调治疗的个体化。

(8)长期口服抗真菌药物,要注意监测肝肾功能及其他相关不良反应。

2.抗真菌治疗

(1)治疗方法:包括阴道用药和口服用药两种。

(2)治疗方案。

1)单纯性 VVC:可阴道用药或口服用药,具体方案如下。

阴道用药:主要有以下几种方案。①咪康唑软胶囊 1200mg,单次用药。②咪康唑栓/软胶囊 400mg,每晚 1 次,共 3d。③咪康唑栓 200mg,每晚 1 次,共 7d。④克霉唑栓/片 500mg,单次用药。⑤克霉唑栓 100mg,每晚 1 次,共 7d。⑥制霉菌素泡腾片 10 万 U,每晚 1 次,共 14d。⑦制霉菌素片 50 万 U,每晚 1 次,共 14d。

口服用药:氟康唑,150mg,顿服。

2)重度 VVC:应在治疗单纯性 VVC 方案基础上,延长疗程。症状严重者,局部应用低浓度糖皮质激素软膏或唑类霜剂。氟康唑 150mg,顿服,第 1、第 4 日应用。其他可以选择的药物还有伊曲康唑等,但在治疗重度 VVC 时,建议疗程 5~7d。

3)妊娠期 VVC:早孕期权衡利弊慎用药物。选择对胎儿无害的唑类阴道用药,而不选用口服抗真菌药物治疗。具体方案同单纯性 VVC,但长疗程方案疗效会优于短疗程方案。

4)复发性 VVC:治疗原则包括强化治疗和巩固治疗。根据培养和药物敏感试验选择药物。在强化治疗达到真菌学治愈后,给予巩固治疗半年。下述方案仅供参考。

强化治疗:治疗至真菌学转阴。具体方案如下。

①口服用药:氟康唑 150mg,顿服,第 1、第 4、第 7 日应用。②阴道用药,咪康唑栓/软胶囊 400mg,每晚 1 次,共 6d。咪康唑栓 1200mg,第 1、第 4、第 7 日应用。克霉唑栓/片 500mg,第 1、第 4、第 7 日应用。克霉唑栓 100mg,每晚 1 次,7~14d。

巩固治疗:目前没有较为成熟的方案,建议对每月规律性发作一次者,可在每次发作前预防性用药一次,连续 6 个月。对无规律发作者,可采用每周用药一次,预防发作,连续 6 个月。对于长期应用抗真菌药物者,应监测肝肾功能。

3.随访

症状持续存在或 2 个月内再发作者应进行随访。对 RVVC 在治疗结束后 1~2 周、1 个月、3 个月和 6 个月各随访一次,3 个月以及 6 个月时建议同时进行真菌培养。

三、细菌性阴道病

细菌性阴道病(BV)是以阴道乳杆菌减少或消失,相关微生物增多为特征的临床症候群。与 BV 发病相关的微生物包括阴道加德纳菌、普雷沃菌、动弯杆菌、拟杆菌、消化链球菌和人型支原体等。

（一）诊断依据

大约半数 BV 患者无临床症状,有症状者可表现为白带增多伴鱼腥臭味,体检见外阴阴道黏膜无明显充血等炎性反应,阴道分泌物均质稀薄。

BV 主要根据临床诊断,下列 4 项临床特征中至少 3 项阳性可诊断为 BV。

(1)线索细胞阳性。

(2)氨试验阳性。

(3)阴道 pH 大于 4.5。

(4)阴道均质稀薄分泌物。共中线索细胞阳性是必备条件。

（二）治疗

1.治疗指征

有症状患者、妇科和产科手术前患者、无症状孕妇。

2.具体方案

(1)首选方案:甲硝唑 400mg,口服,每日 2 次,共 7d;或甲硝唑阴道栓（片）200mg,每日 1 次,共 5～7d;或 2%氯洁霉素膏(5g),阴道上药,每晚 1 次,共 7d。

(2)替换方案:氯洁霉素 300mg,口服,每日 2 次,共 7d。

(3)可选用恢复阴道正常菌群的微生态制剂。

3.性伴侣的治疗

无需常规治疗性伴侣。

4.随访

治疗后若症状消失,无需随访。对妊娠合并 BV 需要随访治疗效果。

四、婴幼儿外阴阴道炎

婴幼儿阴道炎常与外阴炎并存,多见于 5 岁以下幼女。常见病原体有葡萄球菌、链球菌、大肠埃希菌、变形杆菌等。可因外阴不洁或直接接触污物引起,也可由阴道异物所致。

（一）诊断依据

1.病史

有接触污物史或有阴道异物史。

2.临床表现

(1)患儿因外阴痒痛而哭闹不安,常用手抓外阴。

(2)妇科检查:①外阴红肿,前庭黏膜充血,有脓性分泌物自阴道口流出。有时可见小阴唇相互粘连,严重者甚至可致阴道闭锁。②用小指做肛诊或用鼻镜、宫腔镜、B超检查,注意有无阴道异物,如有血性分泌物时应排除生殖道恶性肿瘤。任何阴道排出物都应送病理检查。

3.辅助检查

(1)取分泌物找滴虫、真菌、蛲虫卵。

(2)分泌物涂片染色找致病菌。

(3)必要时取分泌物做细菌、衣原体、淋病奈瑟菌等培养,并做药敏试验。

(二)治疗

(1)去除病因,如有阴道异物应取出。保持外阴清洁、干燥。

(2)用 0.5%～1%乳酸溶液通过小号导尿管冲洗阴道或清洗外阴,局部敷以红霉素软膏。

(3)久治不愈或反复发作者,可在外敷软膏内加入少量己烯雌酚(0.05mg 以下)。

(4)根据致病菌及药敏试验,选用敏感抗生素口服或肌内注射。

五、萎缩性阴道炎

萎缩性阴道炎是由于卵巢功能衰退,雌激素水平降低,阴道黏膜抵抗力减弱,致病菌易于侵入而引起的阴道炎。常见于自然绝经及卵巢去势后妇女,也可见于产后闭经或药物假绝经治疗的妇女。

(一)诊断依据

1.病史

月经史、绝经时间、卵巢手术史、有关疾病史或盆腔放射治疗史。

2.临床表现

(1)白带增多,多为黄水状,感染严重时白带可呈脓性或脓血性,有臭味。

(2)外阴瘙痒、灼热感,可伴盆腹腔不适。

(3)妇科检查阴道黏膜皱襞消失,上皮菲薄,黏膜充血,表面有散在小出血点或斑点状出血。

3.辅助检查

(1)阴道涂片底层细胞多,清洁度差。

（2）取阴道分泌物查滴虫及真菌。

（二）治疗

1.全身用药

可考虑激素替代治疗。

2.局部用药

（1）用1％乳酸溶液或0.5％醋酸溶液或3％硼酸液清洗外阴,每日1次。

（2）针对致病微生物治疗。

3.治疗注意点

（1）有血性白带或少量不规则阴道流血的患者,应除外子宫恶性肿瘤。

（2）若行激素治疗,应除外生殖器肿瘤,治疗期间应严密监测,定期复查。

第三节　宫颈炎症

宫颈炎症是常见的女性下生殖道感染。最常见的原因是淋病奈瑟菌及沙眼衣原体感染,其他病原体为链球菌、葡萄球菌、病毒等。

一、诊断依据

1.临床表现

（1）大部分患者无典型症状。有症状者主要表现为阴道分泌物增多,呈黏液脓性,此外,可出现经间期出血、性交后出血等症状。

（2）妇科检查见宫颈充血、水肿、黏膜外翻,有黏液脓性分泌物附着甚至从宫颈管流出,易伴接触性出血。

2.体征

出现如下两个特征性体征之一,且显微镜检查阴道分泌物白细胞增多,即可作出宫颈炎症的初步诊断。宫颈炎症诊断后,需进一步做衣原体及淋病奈瑟菌的检测。

（1）两个特征性体征:①于宫颈管或宫颈管棉拭子标本上,肉眼见到脓性或黏液脓性分泌物。②用棉拭子擦拭宫颈管时,容易诱发宫颈管内出血。

（2）白细胞检测:可检测宫颈管分泌物或阴道分泌物中的白细胞,后者需排除引起白细胞增多的阴道炎症。宫颈管脓性分泌物涂片做革兰染色,中性粒细胞＞30/Hp或阴道分泌物湿片检查白细胞＞10/Hp。

(3)病原体检测:应做衣原体及淋病奈瑟菌的检测,以及有无细菌性阴道病及滴虫性阴道炎。可以同时做宫颈管分泌物的细菌培养,包括需氧菌及厌氧菌。

二、治疗

1.药物治疗

主要为抗生素治疗。对于获得病原体者,针对病原体选择抗生素。对病原体不明的患者可采用广谱经验性抗生素治疗,抗菌谱应覆盖需氧菌、厌氧菌、衣原体和(或)淋病奈瑟菌、支原体等。

2.随访

治疗后症状持续存在者,应随诊。对持续性宫颈炎症,需了解有无再次感染性传播疾病,性伴侣是否已进行治疗,阴道菌群失调是否持续存在。

第四节　盆腔炎性疾病

盆腔炎性疾病(PID)包括子宫内膜炎、子宫肌炎、输卵管炎、输卵管卵巢炎、输卵管卵巢脓肿、盆腔结缔组织炎及盆腔腹膜炎。几乎所有的盆腔炎都由上行感染所致,最重要的病原体为沙眼衣原体和(或)淋病奈瑟菌。引起盆腔炎的其他病原体还有需氧及兼性厌氧菌等。以往所说的慢性盆腔炎现多被视为盆腔炎性疾病的后遗症。

一、诊断依据

PID 的临床表现各异,因此其诊断通常依据临床症状、体征和实验室检查。在性活跃女性及其他患性传播感染危险患者,如满足最低诊断标准又无其他病因,应开始 PID 经验治疗。

1.最低诊断标准

子宫压痛或附件压痛或宫颈举痛。

2.支持 PID 诊断的附加条件

(1)口腔温度≥38.3℃。

(2)宫颈或阴道异常黏液脓性分泌物。

(3)阴道分泌物显微镜检查有大量白细胞。

(4)红细胞沉降率加快。

(5)血 C 反应蛋白水平升高。

(6)实验室检查证实有宫颈淋病奈瑟菌或沙眼衣原体感染。

如有条件应积极寻找致病微生物。

3. PID 的最特异诊断标准

(1)子宫内膜活检显示有子宫内膜炎的病理组织学证据。

(2)经阴道超声检查或磁共振显像技术显示输卵管管壁增厚、管腔积液,可伴有盆腔游离液体或输卵管卵巢包块。

(3)腹腔镜检查结果符合 PID 表现。

二、治疗

1.治疗原则

以抗生素抗感染治疗为主,必要时行手术治疗。根据经验选择广谱抗生素覆盖可能的病原体,包括淋病奈瑟菌、沙眼衣原体、支原体、厌氧菌和需氧菌等。

2.具体方案

(1)静脉给药。

1)静脉给药 A 方案:头孢替坦 2g,静脉滴注,每 12h 1 次;或头孢西丁 2g,静脉滴注,每 6h 1 次。加用多西环素 100mg,口服,每 12h 1 次(或米诺环素 100mg,口服,每 12h 1 次);或阿奇霉素 0.5g,静脉滴注或口服,每日 1 次。

注意:①其他二代或三代头孢菌素(如头孢唑肟、头孢噻肟和头孢曲松)也可能对 PID 有效并有可能代替头孢替坦和头孢西丁,而后两者的抗厌氧菌效果更强。②对输卵管卵巢脓肿的患者,通常在多西环素(或米诺环素或阿奇霉素)的基础上加用林可霉素或甲硝唑,从而更有效地对抗厌氧菌。③临床症状改善后继续静脉给药至少 24h,然后转为口服药物治疗,共持续 14d。

2)静脉给药 B 方案:克林霉素 900mg,静脉滴注,每 8h 1 次。加用庆大霉素负荷剂量(2mg/kg),静脉滴注或肌内注射,维持剂量(1.5mg/kg),每 8h 1 次;也可采用每日 1 次给药。

注意:①临床症状改善后继续静脉给药至少 24h,继续口服克林霉素 450mg,每日 1 次,共 14d。②对输卵管卵巢脓肿的患者,应用多西环素(或米诺环素或阿奇霉素)加用甲硝唑或多西环素(或米诺环素或阿奇霉素),加用氯洁霉素比单纯应用多西环素(或米诺环素或阿奇霉素)对治疗厌氧菌感染更优越。③注意两药的不良反应。

3)静脉给药替代方案:①氧氟沙星 400mg,静脉滴注,每 12h 1 次,加用甲硝唑 500mg,静脉滴注,每 8h 1 次;或左氧氟沙星 500mg,静脉滴注,每日 1 次,加用甲硝唑 500mg,静脉滴注,每 8h 1 次;或莫西沙星 400mg,静脉滴注,每日 1 次。②氨苄西林/舒巴坦 3g,静脉滴注,每 6h 1 次,加用多西环素 100mg,口服,每 12h 1 次;或米诺环素 100mg,口服,每 12h 1 次;或阿奇霉素 0.5g,静脉滴注或口服,每日 1 次。

(2)非静脉药物治疗。

1)非静脉药物治疗 A 方案:氧氟沙星 400mg,口服,每日 2 次,加用甲硝唑 500mg,口服,每日 2 次,共 14d;或左氧氟沙星 500mg,口服,每日 1 次,加用甲硝唑 500mg,口服,每日 2 次,共 14d;或莫西沙星 400mg,口服,每日 1 次,共 14d。

2)非静脉给药治疗 B 方案:头孢曲松 250mg,肌内注射,单次给药;或头孢西丁 2g,肌内注射,加用丙磺舒 1g,口服,均单次给药;或其他三代头孢类药物,例如头孢唑肟、头孢噻肟等非静脉给药。加用多西环素 100mg,口服,每 12h 1 次;或米诺环素 100mg,口服,每 12h 1 次;或阿奇霉素 0.5g,口服,每日 1 次,共 14d。可加用甲硝唑 500mg,口服,每日 2 次,共 14d。

3)非静脉药物治疗替代方案:阿莫西林克拉维酸加用多西环素可以获得短期的临床效果,但胃肠道不良反应可能会影响该方案的依从性。

(3)手术治疗。

1)手术指征:①药物治疗无效:输卵管卵巢脓肿或盆腔脓肿经药物治疗 48~72h,体温持续不降,患者中毒症状加重或包块增大者。②脓肿持续存在:经药物治疗病情有好转,继续控制炎症数日(2~3 周),包块仍未消失但已局限化。③脓肿破裂:突然腹痛加剧、寒战、高热、恶心、呕吐、腹胀,检查腹部拒按或有中毒性休克表现,应怀疑脓肿破裂。

2)手术方式:可根据情况选择经腹手术或腹腔镜手术。手术范围应根据病变范围、患者年龄、一般状态等全面考虑。原则以切除病灶为主。年轻妇女应尽量保留卵巢功能,以采用保守性手术为主;年龄大、双侧附件受累或附件脓肿屡次发作者,行全子宫及双附件切除术;对极度衰弱危重患者的手术范围需按具体情况决定。若盆腔脓肿位置低、突向阴道后穹隆时,可经阴道切开排脓,同时注入抗生素。

3.随访

建议对于沙眼衣原体和淋病奈瑟菌感染的 PID 患者,在治疗结束后 4~6 周重新筛查上述病原体。

4.性伴侣的治疗

对 PID 患者出现症状前 60d 内接触过的性伴侣进行检查和治疗。在女性 PID

患者治疗期间应避免无保护屏障(避孕套)的性交。

5.预防

沙眼衣原体感染筛查和高危妇女的治疗能有效降低 PID 的发病率。对高危妇女的宫颈分泌物筛查可以预防大部分 PID 的发生。

第五节　女性生殖器结核

女性生殖器结核好发于 20~40 岁妇女,常继发于肺结核、肠结核或腹膜结核。盆腔结核中以输卵管结核为最多见,占 85%~95%。子宫内膜结核常由输卵管结核蔓延而来。宫颈结核很少见,常由子宫内膜结核蔓延,或经淋巴或血液循环传播。卵巢结核可由血行传播或输卵管结核蔓延而来。

一、诊断依据

1.症状和体征

(1)结核中毒症状如疲劳、乏力、低热、盗汗、食欲欠佳及白带增多等症状。

(2)下腹疼痛。

(3)不孕。

(4)月经不调、发病初期月经量过多,以后月经稀少或闭经、痛经。

(5)妇科检查见两侧输卵管增厚成索条状或与卵巢粘连成块,表面不平或有硬结节(钙化或干酪样坏死),或扪及有与盆腔界限不清的肿物,有时还伴腹水。

2.辅助检查

(1)子宫输卵管碘油造影有以下特征。

1)子宫腔变形、狭窄或畸形,边缘呈锯齿状或有龛影。

2)输卵管多发性狭窄,呈念珠状,或管腔细小而僵直。

3)输卵管峡部阻塞呈牛角形或中段阻塞,碘油进入输卵管间质(说明有溃疡或瘘管形成)。

4)碘油逆行进入淋巴管、血管、静脉丛。

5)盆腔中多处钙化点。

(2)子宫内膜病理检查或宫颈活检:是诊断子宫内膜结核最可靠的依据。于经前 1 周或月经来潮 12h 内做诊刮。当可能为急性感染时,应在诊刮前、后肌内注射链霉素 0.75g,每日 1 次同时口服异烟肼及利福平,直至获得病理报告结果。可疑宫颈结核时,应做宫颈活检。

1)腹腔镜检查:若同时可疑腹腔内有结核感染时应慎用。

2)胸部 X 线片:必要时做消化道或泌尿系统 X 线检查,以便发现原发灶。

(3)鉴别诊断:应与慢性盆腔炎、子宫内膜异位症、卵巢肿瘤、宫颈癌相鉴别。

二、治疗

(1)急性期至少应休息 3 个月。

(2)抗结核药物的选择原则如下。

1)临床表现为活动期时,常需 2～3 种抗结核药物联合应用,如链霉素＋异烟肼,治疗半年到 1 年,以后停用链霉素改为对氨基水杨酸和异烟肼合用 4～6 个月,然后再单用异烟肼半年,总疗程 2 年左右。病情严重时也可用 3 种药物联合治疗。

2)生殖器结核已稳定者,可口服异烟肼 1 年。

3)如果对第一线药物产生耐药,或因不良反应不能继续用药时,则可选用利福平或乙胺丁醇。目前常用异烟肼、利福平、乙胺丁醇联用 1 年的方法。

(3)用药剂量:考虑到目前结核杆菌的耐药问题,建议在应用联合方案中考虑新药的使用,如氟喹诺酮等。

(4)孕妇用药:按孕妇用药等级,乙氨丁醇属 B,异烟肼属 C,利福平属 C,而链霉素属 D。考虑到早孕期未治疗结核对孕妇及胎儿危害大于药物危害时,应考虑药物治疗。

(5)手术治疗指征。

1)盆腔包块,经药物治疗后有缩小,但不能完全消退者。

2)抗结核治疗无效或治疗后又有反复发作者。

3)子宫内膜抗结核药物治疗无效者。

4)久治不愈的结核性瘘管患者。

(6)术前、术后抗结核治疗:为避免手术时感染扩散及减轻粘连有利于手术,术前应用抗结核药物 1～2 个月,术后根据结核活动情况,病灶是否切净,继续用药 6～12 个月,以期彻底治愈。

(7)手术以全子宫及双附件切除为宜,年轻妇女尽量保留卵巢功能,但手术不易彻底,有观点认为应做卵巢切除,术后应用 HRT 治疗。

第六节　女性性传播疾病

一、淋病

淋病是由淋病奈瑟菌感染所致。淋病奈瑟菌为革兰阴性双球菌,侵犯柱状上皮及移行上皮导致泌尿－生殖系统化脓性感染。

(一)诊断依据

1.临床表现

(1)有无保护性交或性伴侣有淋病感染史。

(2)潜伏期一般为 3～7d,发病初期女性常无明显症状。

(3)首先出现的症状有尿频、尿急、尿痛、排尿困难、黄色脓性白带等。

(4)妇科检查:尿道口充血、流脓。大阴唇后部前庭大腺部位扪及硬块,局部红肿、触痛,轻挤压即可挤出少许脓液。宫颈感染后,宫口见脓性分泌物,宫颈充血、柱状上皮异位,与一般宫颈炎的体征相似。

2.辅助检查

(1)播散性淋病时,外周血白细胞及中性粒细胞增多。

(2)分泌物涂片检查:长无菌棉签插入尿道口内和宫颈管内旋转两圈,并停留半分钟,取出棉签做涂片,染色后在多核白细胞内找到 6 对以上肾形革兰阴性双球菌。急性感染时在多核白细胞内、外都可见革兰阴性双球菌。

(3)有条件可行分泌物培养,即取宫颈管或阴道分泌物做淋病奈瑟菌培养。

(二)治疗

1.下生殖道淋病(包括宫颈内膜或直肠淋病奈瑟菌感染)的治疗

(1)首选治疗(选择以下方案之一):鉴于耐青霉素淋病奈瑟菌日益增多,青霉素已不作首选。

1)头孢三嗪 250mg,肌内注射,共 1 次。

2)环丙沙星 500mg,口服,共 1 次。

3)氧氟沙星 400mg,口服,共 1 次。

4)头孢克肟 400mg,口服,共 1 次。

(2)备选治疗:用于不能应用头孢三嗪的患者,选择以下方案之一。

1)大观霉素 2g,肌内注射,共 1 次。

2)诺氟沙星 800mg,口服,共 1 次。鉴于亚洲地区淋球菌对喹诺酮类药物多耐药,故尽量不选用。

以上几种方案治疗同时均应用抗沙眼衣原体治疗,方法如下:①强力霉素 100mg,口服,每日 2 次,连用 7d。②阿奇霉素 1g,顿服。

(3)注意事项。

1)治疗淋病,多考虑有效的单次剂量治疗。

2)对所有淋病患者,均应做有关梅毒及 HIV 血清学试验。

3)对所有淋病患者的性伴侣均应进行检查,并选用针对淋病奈瑟菌和沙眼衣原体两种病原体的药物进行治疗。

4)如有 IUD 影响疗效时可取出。

2.成人播散性淋病奈瑟菌感染

(1)首选治疗(选择以下方案之一)。

1)头孢三嗪 1g,肌内注射或静脉注射,每 24h 1 次。

2)头孢唑肟 1g,静脉注射,每 8h 1 次。

3)头孢噻肟 1g,静脉注射,每 8h 1 次。

以上三种方案治疗同时均需抗沙眼衣原体治疗。

(2)注意事项。

1)对 β-内酰胺类抗生素过敏的患者,改用壮观霉素 2g,肌内注射,每 12h 一次。

2)建议住院治疗,特别是对服从治疗不可靠、诊断未肯定、有化脓性关节积液或其他并发症的患者。同时检查是否合并有心内膜炎或脑膜炎。

3)鉴于 40%以上患者合并沙眼衣原体感染,故应同时抗沙眼衣原体治疗。

4)确实无并发症患者,在所有症状消退 24～48h 后,可以出院,并继以口服疗法,以完成疗程(抗菌治疗总时间为 1 周),可采用:头孢呋肟酯 500mg,口服,每日 2 次。或阿莫西林(羟氨苄青霉素)500mg,口服,每日 3 次。加克拉维酸 250mg,口服,每日 3 次。或环丙沙星 500mg,口服,每日 2 次。

5)淋病奈瑟菌所致脑膜炎和心内膜炎,需应用对致病菌株敏感的有效药物,大剂量静脉给药进行治疗。如头孢三嗪 1～2g,静脉滴注,每 12h 1 次。治疗必须在专家指导下进行。大多数学者认为淋病奈瑟菌性脑膜炎的疗程为 10～14d,而治疗淋病奈瑟菌性心内膜炎,则疗程至少 4 周。

3.妊娠合并单纯泌尿系、宫颈内膜或直肠淋病奈瑟菌感染

(1)对 STI 高危孕妇首次围产期检查时,均应做宫颈淋病奈瑟菌涂片及培养;

并同时做沙眼衣原体、梅毒与 HIV 检测。即便治疗后应在妊娠末期再做淋病奈瑟菌、沙眼衣原体、梅毒检测试验。

(2)首选头孢三嗪治疗,对 β-内酰胺类药物过敏者,用大观霉素。

(3)孕妇禁用四环素族(如强力霉素等)和喹诺酮类(如氧氟沙星等)。

(4)同时治疗沙眼衣原体感染,选择红霉素或阿莫西林进行治疗,如不耐受可选用阿奇霉素 1g,顿服。

(5)治疗结束后 7d,采集宫颈和直肠标本进行淋病奈瑟菌培养。

(6)未治疗淋病非剖宫产指征,可在产时、产后立即治疗。

4.新生儿淋病奈瑟菌感染

患淋病经或未经治疗母亲的婴儿,为高危感染对象,需要常规进行检查和治疗。局部 1％硝酸银或 0.5％红霉素眼药膏或 1％四环素眼药膏点眼可预防新生儿眼炎,但不能治疗其他部位感染,故提倡全身用药。

(1)首选治疗:头孢三嗪 25～50mg/kg(勿超过 125mg),单次静脉滴注或肌内注射。

(2)注意事项。

1)应予使用生理盐水或眼用缓冲溶液冲洗双眼。

2)单独局部应用抗生素治疗无效。

3)父母双方,均应检查和治疗。

4)凡治疗效果不能令人满意的患者,均应考虑本病同时并存沙眼衣原体感染。

5.较大儿童淋病奈瑟菌感染

(1)单纯尿道、外阴阴道或直肠淋病奈瑟菌感染。

1)首选治疗:头孢三嗪 125mg,单次静脉注射或肌内注射。

2)备选治疗:(适用于不能应用头孢三嗪的患者)大观霉素 40mg/kg(最大量 2g),单次肌内注射。

(2)淋病并发症的处理。

1)体重<45kg 患者:①菌血症和关节炎:头孢三嗪 50mg/kg(最大量 1g),静脉注射,每日 1 次,连用 7d。②脑膜炎:头孢三嗪 50mg/kg(最大量 2g),静脉注射,每日 1 次,连用 10～14d。

2)体重≥45kg 患者:①应接受成人的治疗剂量。②对直肠炎和咽炎,应使用头孢三嗪。③对 β-内酰胺类药物过敏的儿童,应予使用大观霉素。④应检测患儿是否存在梅毒和沙眼衣原体重叠感染。⑤不用喹诺酮类药治疗。⑥对年龄达 8 岁或更大的患童,应给予强力霉素 100mg,口服,每日 2 次,连用 7d,以增加抗衣原体感染的作用。

二、尖锐湿疣

尖锐湿疣是女性性传播性疾病之一,由人乳头瘤病毒引起,通过破损的皮肤、黏膜而致。主要为性接触传染。

(一)诊断依据

1.临床表现

(1)潜伏期 1～8 个月,平均 3 个月。

(2)早期时无明显症状。

(3)病灶主要发生在大、小阴唇,处女膜、宫颈、阴道、会阴部、肛门等。

(4)病灶表现为软性、粉红色或灰白色疣状丘疹,表面凹凸不平,继续增生形成乳头状、菜花样和鸡冠样增生物,甚至融合成大团块。

(5)局部瘙痒,破溃后有渗出液,并伴继发感染。

(6)妊娠期患病,疣体迅速增大,分娩后病灶即明显萎缩。

2.辅助检查

常规不需要做辅助检查。

(1)阴道脱落细胞涂片巴氏染色后见挖空细胞、角化不良细胞。

(2)阴道镜检查见泡状、山峰状、结节状指样隆起、白色斑块等。

(3)PCR 检测 HPV-DNA。

(4)病理检查:必要时行病变组织活检,应注意与假性湿疣鉴别。

(二)治疗

患者及性伴侣应同时治疗。外阴、宫颈的尖锐湿疣,基本属良性病变,因此治疗的目的为美观及防止性传播,治疗手段以不给患者带来危害为原则。

1.局部药物治疗

(1)5％氟尿嘧啶软膏,每日搽局部 1～2 次。

(2)3％酞丁胺霜,每日搽局部 2 次。

(3)0.5％足叶草毒素酊,每周局部涂 1～2 次,注意保护周围皮肤黏膜,涂药后 2～4h 洗去药液。本药有致畸作用,孕妇禁用。

(4)30％～50％三氯醋酸,每周局部涂 1～2 次,涂后用生理盐水棉签洗净药液。

2.物理治疗

(1)电灼:用高频电针或电刀烧灼,适用于较小的宫颈或阴道疣块。

(2)冷冻:液氮治疗1～3次,治愈率达90%。适用于较平坦的湿疣。

(3)激光:常用CO_2激光,一次即可治愈,治愈率达95%。适用于表浅性尖锐湿疣。

3.手术治疗

较大的带蒂疣块可考虑手术治疗。为防止复发,术后需配合其他治疗。

4.免疫治疗

少数顽固病例,若上述各方法效果不明显,可用以下方法治疗。

(1)α-干扰素,外用,每次1粒,隔日1次,共6～10次。

(2)干扰素-α2b 500万U疣灶局部注射。

(3)干扰素-α2a 300万U,皮下注射,每周3次,共4周。

5.注意事项

(1)避免无保护性交。

(2)治疗结束后,每月随访1次。

(3)治疗后复发或重复感染者,应积极治疗,并追查其配偶或性伴侣。

三、生殖器疱疹

生殖器疱疹是由单纯疱疹病毒引起的一种女性生殖道性传播疾病。约90%的患者是由疱疹病毒Ⅱ型引起,10%由Ⅰ型引起。其传染途径是与生殖器疱疹患者有性接触(包括口唇接触)。

(一)诊断依据

1.病史

曾有不洁性交史,患者曾有疱疹感染史或为带病毒者,或性伴侣有疱疹或其感染史。

2.临床表现

(1)原发性生殖器疱疹:①局部瘙痒、灼热、疼痛等。②外阴、大小阴唇、阴道黏膜、宫颈等处出现大小不等的水疱,破溃后形成表浅溃疡、疼痛,病损融合成大片,明显压痛。③在发病前后,患者有头痛、低热、寒战、腹痛、恶心、腹股沟淋巴结肿大等。④病损可累及口、唇、咽喉、尿道、膀胱甚至直肠等黏膜。⑤症状一般持续6～7d逐渐缓解,病损3～6周完全消除。

(2)复发性生殖器疱疹:原发感染疱疹消退后,约半数患者在1～4个月后复发,症状较初发时为轻,水疱较小,溃疡较少,愈合时间短,一般 7～10d 消退,亦可无病灶,但有传染性。

(3)孕妇感染后,胎儿同时感染者,其中复发性疱疹的围产期传播率低。①妊娠早期生殖器疱疹经胎盘传播率低,主要是妊娠末期尤其是分娩期生殖器仍有疱疹病灶,或虽无病灶但有排毒者,胎儿经产道传染率高,如感染可导致新生儿疱疹病毒感染。②妊娠后期出现病毒血症或播散性疱疹病毒感染,除口、眼、皮肤黏膜疱疹外,可并发脑炎、肝脾肿大,致死胎或致残。

(4)病损部位混合感染合并葡萄球菌、真菌、链球菌等。疱疹病毒也可侵入骶前感觉神经鞘内,引起腰骶部神经炎、横贯性脊髓炎导致患者背部、会阴部及下肢放射性疼痛。

3.辅助检查

实验室检测帮助不大,主要靠患者典型病史及临床表现,必要时可采用以下方法确诊,但一般实验室均不能做。

(1)脱落细胞学检查:于病损基底部取材做涂片,巴氏染色,查嗜酸性包涵体,阳性率为 38%～50%。

(2)病毒培养:水疱期病毒培养阳性率可达 80%。

(3)酶联吸附试验或放射免疫测定检测病毒抗原。

(4)核酸杂交技术检测病毒类型等。

(5)电镜检查病毒类型等。

(二)治疗

1.一般治疗

(1)保持病损部位清洁及疱疹壁完整、干燥,每日用生理盐水清洗 2～3 次,用卫生巾吸干水分。

(2)合并细菌感染时,应用敏感抗生素对症治疗。

(3)局部疼痛者,可用 5%盐酸利多卡因软膏或疱疹净软膏涂抹或溶液湿敷,或口服止痛片。

(4)3%～5%阿昔洛韦软膏或溶液,每 3～4h 涂 1 次。

2.抗病毒治疗

(1)严重患者,口服阿昔洛韦片每次 200mg,每日 5 次,连服 7～10d。

(2)复发患者的治疗,可选用以下方案之一。

1)阿昔洛韦 400mg,每日 3 次,连服 5d,或 200mg,每日 5 次,连服 5d。

2)伐昔洛韦 300mg,每日 2 次,连服 5d。

3)每年复发≥6次,阿昔洛韦400mg,每日2次,连服6个月;或伐昔洛韦300mg,每日2次,连服1年。

3.注意事项

(1)避免不洁性交。

(2)避免与疱疹病毒患者或带病毒者有性接触,避孕套不能完全防止病毒传播。

(3)复发性患者在前驱症状期口服阿昔洛韦,可能对患者有部分或完全性的保护作用。

(4)孕妇患疱疹病毒感染,早期需区别原发及复发,因早期胎儿感染率低,晚期如生殖器有病灶应行剖宫产。但如破膜时间达4h以上者,不必行剖宫产。生殖器无病灶患者,产程中也要尽量避免有创性操作,如人工破膜、胎头皮电极或取血、胎头负压吸引及产钳等。

四、梅毒

梅毒是由梅毒螺旋体引起的性传播性疾病。

(一)诊断依据

1.病史

有不洁性交史、梅毒感染史、配偶感染史及生母患梅毒等。

2.临床表现

(1)一期梅毒:①妇女一旦被感染,潜伏期为6~8周。②初起时见患处有单个结节称硬下疳,无痛、不痒,伴局部淋巴结肿大。③一侧或双侧肿大腹股沟淋巴结,常为数个,大小不等、质硬、不粘连、不融合、无痛感,可自行消退。④妇科检查于大、小阴唇,阴阜、阴道口、阴道、宫颈、会阴等处见硬下疳,为无痛性红色炎性丘疱疹,圆形,直径0.5~1cm,边缘整齐,表面色红或暗红,略隆起,表面破损,渗出液结成黄色或灰色痂,如生橡胶样硬,无压痛。如不予治疗,在3~8周内硬下疳即自然消失。

(2)二期梅毒:①初次感染后7~10周或硬下疳出现后3周出现流感样综合征(60%~90%)及全身淋巴结肿大(50%~85%)。②皮肤及黏膜病灶表现为斑丘疹、鳞屑性皮疹、脓疱疹等。常呈对称性,掌跖易见暗红斑及脱屑性斑丘疹;外阴及肛周多见湿丘疹及扁平湿疣。口腔见黏膜斑。③浅表淋巴结肿大。④病损在2~6周自然消失。进入早期潜伏梅毒期,常无明显症状及体征,也可反复发作出现二期梅毒的症状、体征。

(3)三期梅毒(或晚期梅毒):①结节性梅毒疹:呈结节状、暗红色、稍隆起、浸润性、坚硬结节。结节消退留有萎缩性瘢痕。②树胶肿:呈单发、不对称皮下硬结,逐渐增大,中心坏死,形成深溃疡,分泌黏稠脓液,状如树胶。③黏膜梅毒:表现为黏膜白斑、树胶肿、穿孔等。④骨梅毒:形成骨膜炎。⑤内脏梅毒形成肝、心血管及神经系统等内脏梅毒。

(4)潜伏梅毒(隐性梅毒):1年内为早期潜伏梅毒,超过1年即为晚期潜伏梅毒。潜伏梅毒无临床症状和体征,仅梅毒血清学检查阳性。

(5)妊娠合并梅毒:孕妇发现活动性或潜伏性梅毒称为妊娠合并梅毒。

(6)胎传梅毒(先天梅毒):①早期先天梅毒(2岁以内)与成人二期梅毒相似。皮损表现为红斑、丘疹、糜烂、水疱、大疱等。可表现为梅毒性鼻炎和喉炎、骨软骨炎、淋巴结肿大、肝脾肿大、贫血等。②晚期先天梅毒(2岁以上)与成人三期梅毒相似,其特征为间质性角膜炎、赫秦生齿、神经性耳聋等,也可表现皮肤黏膜树胶肿及骨膜炎。

3.实验室检查

(1)暗视野显微镜检查:刮取皮损组织液或淋巴结穿刺液滴在玻片上,盖上载玻片暗视野显微镜检查,见梅毒螺旋体,即可明确诊断。一期、二期、胎传梅毒时均可找到梅毒螺旋体。

(2)梅毒血清学试验如感染不足3周,非密螺旋体抗原血清试验呈阴性,4周复查呈阳性。二期、三期、胎传梅毒妊娠合并梅毒患者梅毒血清学检查为阳性。

(3)脑脊液检查神经梅毒时脑脊液淋巴细胞≥$10×10^6$/L,蛋白>50mg/L,性病研究实验室试验(VDRL)阳性。

(4)组织病理检查取病损组织送病理检查即可明确诊断。

(二)治疗

(1)梅毒的治疗原则包括:及时、及早规范化的足量治疗,并应在治疗后进行足够长时间的追踪观察。

(2)对在前3个月内接触过有传染性梅毒患者的性伴侣进行检查、确诊及治疗,早期梅毒患者在治疗期间禁止性生活。

(3)早期梅毒患者在治疗后1年内每3个月复查1次,此后每半年复查1次,共连续随诊2～3年。随诊期间不应妊娠。如发现RPR滴度上升或复发应及时增加剂量治疗。晚期梅毒患者在治疗后应延长随诊时间,神经梅毒患者和心脏梅毒患者常需终身随访。

(4)抗梅毒药物治疗:首选青霉素。对无青霉素过敏患者,应用青霉素系各期梅毒的首选疗法。应用的制剂、剂量和疗程随梅毒的病期而有所不同。

(三)药物治疗

1.一期、二期梅毒以及病程不到 1 年的潜伏梅毒患者

(1)首选治疗:苄星青霉素 240 万 U,单次肌内注射。

(2)青霉素过敏者:①强力霉素 100mg,口服,每日 2 次,连用 14d。②四环素 500mg,口服,每日 4 次,连用 14d。③红霉素 500mg,口服,每日 4 次,连用 14d。

2.晚期梅毒、病程超过 1 年或病程不明患者

(1)首选治疗:苄星青霉素 240 万 U,肌内注射,每周 1 次,连用 3 周。

(2)青霉素过敏者:①强力霉素 100mg,口服,每日 2 次,连用 14d。②四环素 500mg,口服,每日 4 次,连用 28d。③红霉素 500mg,口服,每日 4 次,连用 28d。

3.神经梅毒患者

任何病期的梅毒,均可引起中枢神经系统病变。神经系统损害的临床迹象(如视觉、听觉症状及颅神经瘫痪)可通过脑脊液检查而确诊。

(1)首选治疗:水剂结晶青霉素总量 1800 万～2400 万 U/d,分 200 万～400 万 U,静脉注射,每 4h 1 次,连用 10～14d。

(2)替换治疗:水剂普鲁卡因青霉素 240 万 U,肌内注射,每日 1 次,加丙磺舒 500mg,口服,每日 4 次,两药合用,连用 10～14d。

4.妊娠期梅毒

梅毒患者妊娠后可能发生以下情况。

(1)在妊娠前 6～12 个月感染而未经治疗的梅毒,常引起晚期流产或死胎。

(2)虽经治疗但不彻底或治疗后血清 RPR 未转阴性者,妊娠后可出现低出生体重儿、早产儿及先天梅毒新生儿。

(3)当潜伏晚期患者妊娠时,新生儿可能外表正常,血清学试验阴性,表现为潜伏期先天性梅毒,在儿童后期或成人早期发现临床症状及血清学阳性。

(4)梅毒感染治疗 5 年后就可能生出健康新生儿,治疗年数越长,生出健康新生儿机会越多。所有孕妇,均应做梅毒血清学筛选,最好于早孕期首次产前检查时进行。对梅毒高危孕妇,在妊娠末 3 个月时应再次筛查,并于临产时重复 1 次。

(5)妊娠任何阶段,凡青霉素不过敏的妊娠患者,均应首选青霉素治疗,对不同梅毒期的剂量与疗程,与非妊娠患者相同。

(6)青霉素过敏妊娠患者应采取脱敏后青霉素治疗。孕妇忌用红霉素、四环素和强力霉素,因其不能防治胎儿先天梅毒,故不用作妊娠期梅毒的治疗。头孢类药

物对先天性梅毒的防治效果尚不确切,故也不用于妊娠期梅毒的治疗。

(7)妊娠期接受治疗的梅毒患者因 J-H 反应及(或)早产、胎儿窘迫危险增加,故需住院。治疗前给予地塞米松,治疗过程如果发现有任何胎动异常或宫缩现象,应及时处理。

(8)已接受梅毒治疗的孕妇:每个月应做一次定量非密螺旋体抗原血清学试验,如持续升高 3 个月,或滴度增加 4 倍,或再现一期、二期病灶,应给予复治。产后随诊复查同非妊娠患者。

5.先天性梅毒

先天性梅毒(胎传梅毒)主要是母亲早期梅毒,通过胎盘传染胎儿。

(1)非密螺旋体抗原血清学阳性母亲(经血清螺旋体抗原试验证实)所生的婴儿,若母亲符合下列情况,则其婴儿应进行有关梅毒的检测估价。

1)患梅毒而未经治疗者。

2)产前开始进行梅毒治疗不到 1 个月者。

3)妊娠期曾应用红霉素、青霉素或其他抗生素进行抗梅毒治疗者。

4)经抗梅毒治疗后,血清非密螺旋体抗体滴度未获预期降低者。

5)缺乏充分抗梅毒治疗证据者。

6)已进行治疗,但在妊娠期疗程与剂量不足或不明确,随诊复查的血清学检测不清者。在母亲的血清学情况未查清以前,婴儿不应让其出院。

(2)符合上述条件婴儿,有关临床和实验室的检测评估应包括:①全面体检,脐血(必要时取婴儿静脉血检查)血清学检查将抗体滴度与母血比较,血常规、血小板、肝功能等,查找先天性梅毒的迹象。②非密螺旋体抗体滴度检测。③脑脊液检查,包括细胞计数、蛋白分析及 VDRL 试验。④长骨 X 线检查。⑤临床需要进行的其他检查(如胸部 X 线检查)。⑥行 FTA-ABS 试验或 TPHA 试验。

(3)婴儿若具有下列情况则应予以治疗:①任何活动性梅毒表现(体检或 X 线检查)。②脑脊液性病研究试验(CSF-RPR 试验)阳性。③不论脑脊液的血清学检查结果如何,而呈现脑脊液检查异常(如白细胞计数$>5\times10^6$/L,或蛋白>500g/L)者。④非密螺旋体血清抗体滴度较其母亲的滴度增高 4 倍及以上。⑤经 FTA-ABS 试验或 TPHA 试验检测为阳性者。⑥即使有关检测均属正常,若其母亲的梅毒未经治疗,或者经治疗后有复发或再感染依据者。

(4)首选治疗方案如下:①水剂结晶青霉素 10 万~15 万 U/(kg・d),以静脉注射,5 万 U/kg,每日 2 次×7d,以后每日 3 次×3d。②或水剂普鲁卡因青霉素肌内注射,5 万 U/kg,每日 1 次,连用 10d。

（5）注意事项。

1）若治疗曾中断 1d 以上，则整个疗程必须重新从头开始。

2）所有显症梅毒患儿，均应进行眼科检查。

3）凡需做检测评估的婴儿，经评估后未发现任何需进行治疗指标（见上述）者，则属于先天性梅毒低危对象。若不能确保密切随诊复查，则婴儿应予苄星青霉素 5 万 U/kg，单次肌内注射治疗。

4）血清阳性未加治疗的婴儿，于出生后 1、2、3、6 和 12 个月时进行严密追踪复查。未获感染者，则非密螺旋体抗体滴度从 3 月龄应逐渐下降，至半岁时应消失。若发现其滴度保持稳定或增高，则应对患婴重新检测评估，并彻底治疗。此外，未获感染者，梅毒螺旋体抗体可能存在长达 1 年之久，若超过 1 年仍然存在，则该婴儿应按先天性梅毒治疗。

5）必须随诊已予治疗的婴儿，亦应注意观察非密螺旋体抗体滴度逐步下降情况，该抗体滴度至 6 月龄时应已消失。不选用梅毒螺旋体试验监测，因该试验可终身阳性。已经证实脑脊液细胞数增高的婴儿，应每 6 个月复查 1 次，直至脑脊液细胞计数正常为止。如果 2 年后细胞计数仍不正常，或每次复查无下降趋势者，则该婴儿应予复治，亦应 6 个月检查 1 次，若脑脊液性病研究试验反应仍阳性，应予复治。

6）新生儿期以后，凡发现有梅毒的患儿，均应做脑脊液检查，以排除先天性梅毒。凡考虑有先天性梅毒或病变已累及神经系统者，应采用水剂结晶青霉素 5 万 U/kg，静脉注射，每 4～6h 一次，连用 10～14d。年龄较大的儿童，经肯定为获得性梅毒且神经系统检查正常者，可应用苄星青霉素 5 万 U/kg，单剂（最大剂量 240 万 U）肌内注射治疗。有青霉素过敏史的儿童，应做皮肤试验，必要时进行脱敏。追踪复查应按前述要求进行。

五、生殖道沙眼衣原体感染

沙眼衣原体引起的女性生殖道感染是一种性传播性疾病。衣原体只感染黏膜柱状上皮及移形上皮，不向深层侵犯。本病以性传播为主。

（一）诊断依据

1.临床表现

（1）有不孕史及衣原体感染史。

（2）宫颈感染后，宫颈肥大、充血，并有黏液性白带。

(3)急性尿路感染可有尿频、尿痛、无菌尿等。

(4)前庭大腺红肿、压痛等。

(5)感染上行蔓延以致发生子宫内膜炎,伴持续性发热、月经过多、阴道不规则流血、下腹痛。

(6)急性输卵管炎的症状,不如淋病奈瑟菌及厌氧菌感染者明显。无发热,但持续时间较长。黏膜破坏可引起异位妊娠及不孕症等。也可导致盆腔炎、盆腔炎块或脓肿等。

(7)新生儿经阴道分娩感染衣原体后可发生衣原体结膜炎及肺炎。

2.辅助检查

(1)宫颈分泌物涂片:吉姆萨染色找包涵体。

(2)免疫学诊断:采用酶联免疫法单克隆抗体免疫荧光直接涂片法,检测宫颈上皮细胞内沙眼衣原体抗原,其敏感性及特异性均高。

(3)组织培养法:方法复杂,无法在临床应用。

(二)治疗

(1)阿奇霉素 1g,单次口服。

(2)多西环素 100mg,每日 2 次,口服,共 7～10d。

(3)红霉素 500mg,每日 4 次,口服,共 7d。如不耐受,可半量口服,共 14d。

(4)氧氟沙星 300mg,每日 2 次,口服,共 7d。妊娠期禁用。

(5)性伴侣要同时治疗。

第三章　常见女性生殖器官肿瘤

第一节　外阴肿瘤

一、外阴良性肿瘤

外阴良性肿瘤较少见,有平滑肌瘤、纤维瘤、脂肪瘤、乳头状瘤、汗腺瘤、血管瘤、淋巴管瘤等。临床上以外阴局部肿块为主要表现,有蒂或突出在皮肤表面或位于皮下组织内,需活组织检查确诊。治疗上除了小的外阴血管瘤可选用冷冻、放疗或局部注射硬化剂的方法治疗外,其他外阴良性肿瘤的治疗原则为局部肿块切除。也可以直接切除肿块,术中做冷冻切片检查,发现恶变者即按恶性肿瘤原则处理。较大的外阴血管瘤术中出血可能较多,手术前应做好充分的准备,特别是输血的准备,然后行肿瘤局部切除。

外阴上皮内瘤样病变(VIN)是一组外阴病变的病理学名称,为外阴癌的癌前病变,包括外阴上皮非典型增生和原位癌。

二、外阴恶性肿瘤

外阴恶性肿瘤占女性生殖器恶性肿瘤的 $4\%\sim5\%$,虽然生育年龄妇女患病并不少见,患者仍以 60 岁以上的妇女为主。多数外阴恶性肿瘤表现为外阴部瘙痒或疼痛,或者患者主诉有局部肿块或溃破。肿瘤长于体表易于早期发现,但由于患者羞怯或医师不能彻底检查外阴区域而延误了诊断。

外阴恶性肿瘤最常见的组织学类型为鳞癌,外阴黑色素瘤居第 2 位,其他的组织病理学类型有疣状癌、外阴佩吉特病、腺癌、基底细胞癌和前庭大腺癌。

1.外阴鳞状细胞癌

外阴鳞状细胞癌为最常见的外阴恶性肿瘤组织学类型,占外阴恶性肿瘤的85%~90%。病因尚不完全清楚。可能与外阴白色病变、外阴长期慢性刺激、单纯疱疹病毒Ⅱ型、人乳头瘤病毒、巨细胞病毒感染、性传播疾病及免疫功能低下等因素有关。

外阴癌的转移途径以直接浸润和淋巴转移较常见。可直接蔓延至尿道、会阴体、阴道、肛门和对侧外阴,晚期可侵犯耻骨、直肠和膀胱颈。淋巴转移首先到达腹股沟浅部淋巴结,再到腹股沟深部淋巴结,进而达盆腔淋巴结和腹主动脉旁淋巴结。晚期可出现血行转移。

(1)诊断依据:主要包括临床表现和辅助检查。

1)临床表现:主要为外阴瘙痒、外阴结节或肿块、丘疹和溃疡等。若肿瘤溃破合并感染或有浸润,可出现疼痛、血性恶臭分泌物。累及尿道者可出现尿频、尿痛及排尿困难。转移至淋巴结者可出现淋巴结肿大、质硬、固定。

2)辅助检查:①细胞学检查:对外阴可疑病灶刮片进行细胞学检查,阳性率约50%。②病理活体组织检查:一般可确诊。为了提高早期病灶的活组织检查阳性率,可在阴道镜指导下或使用甲苯胺蓝染色,2min后再用1%醋酸擦洗脱色,在蓝染部位取材做活检。③影像学检查:B超、CT、MRI及淋巴造影,膀胱镜、钡灌肠等可协助治疗前的临床分期。

(2)预防:定期防癌普查,保持外阴清洁,积极治疗外阴瘙痒,及早诊治外阴结节、溃疡、白色病变和外阴上皮内瘤样病变。

(3)治疗:手术治疗为主,辅以放射治疗和化学药物治疗。目前趋向于根据患者的具体情况制定个体化的治疗方案,不再盲目扩大手术范围,对较早期肿瘤缩小了手术范围,注意保护手术后外阴的美观和功能。

1)外阴上皮内瘤样病变:首先要明确诊断,特别要确定损害完全在上皮内及其组织学类型。最好是把组织切除并进行活体组织病理检查。在大的病灶,应取活体组织检查。多病灶的病例应取多点活体组织检查。治疗方法有很多种,可根据病情和患者年龄选用冷冻、激光、局部手术切除或外阴切除术等方法。对上皮内损害的保守切除应以手术切除干净为原则。切除边缘超过肿物外0.5~1cm即可。病变累及小阴唇也需做局部切除,或用激光气化或做部分切除手术。

2)外阴浸润癌的治疗:不同期的治疗如下。

ⅠA期:外阴局部广泛切除。局限性肿物切除术的原则是肿物局限于单侧,病变距尿道口、后阴唇系带或阴蒂2cm,切除边缘应距离病灶2cm以上。外阴前部病灶不需要做后部切除。若病灶周围有足够的切除区域,应尽量保留阴蒂,特别是后部肿瘤。如果有神经和(或)血管浸润,应行外阴广泛切除术。通常不需清扫腹股沟淋巴结。

ⅠB期:癌灶位于外阴一侧行外阴广泛切除术和同侧腹股沟淋巴结清扫术,癌灶位于外阴中部行外阴广泛切除术和双侧腹股沟淋巴结清扫术。

Ⅱ期:局限于一侧的病变,行外阴广泛切除和同侧腹股沟淋巴结清扫术。中线部位病灶,应行双侧外阴广泛切除术及双侧腹股沟淋巴结清扫术。

Ⅲ期:若有腹股沟淋巴结转移,应行双侧腹股沟淋巴结清扫术和外阴广泛切除术。术后加腹股沟区和盆腔淋巴结放疗,再加或不加化疗。若病灶为累及远端阴道、尿道或肛门的微小浸润,行保留器官的外阴广泛切除及双侧腹股沟淋巴结清扫术,术后常规放疗。

ⅣA期:需扩大手术切除范围,争取把病灶切除干净及进行腹股沟淋巴结清扫术。大的病灶行脏器切除术和外阴广泛切除加双侧腹股沟淋巴结清扫术。术前放疗(加或不加化疗)可使肿物缩小,利于肿瘤减灭术的顺利施行。

ⅣB期:姑息治疗。

3)放疗和化疗:放疗适用于不能手术病例的姑息治疗;晚期病例的术前放疗;复发可能性较大的术后补充放疗;复发病例的治疗。化疗可作为综合治疗的一个手段,配合手术及放疗。常用的药物有铂类、阿霉素类、博来霉素、氟尿嘧啶等。局部动脉灌注化疗可提高局部药物浓度。

(4)预后:预后与临床分期、细胞分化程度、病灶大小、淋巴结转移、治疗措施等因素有关。无淋巴结转移的Ⅰ、Ⅱ期患者,手术治愈率达90%以上,有淋巴结转移者为30%～40%。

(5)随访:复发率约15%,多在2年内外阴局部复发。治疗后应定期随访,术后第1年内应每1～2个月随访1次,第2年每3个月1次,第3～5年每6个月1次。

2.外阴黑色素瘤

外阴黑色素瘤的发病居外阴恶性肿瘤的第2位,多见于成年妇女。黑色素瘤的临床分期一般不用 TNM/FIGO 分期,而采用 Clark 或 Breslow 的修正微分期系统。有无淋巴转移是影响预后的主要因素。

(1)诊断依据:①临床表现为外阴棕褐色或蓝黑色肿物大多数位于阴蒂或小阴唇。可有瘙痒或疼痛及溃疡和出血。②确诊需进行活组织病理检查。

(2)治疗:任何色素性病变均必须切除肿物外 1～2cm 的范围。若切除组织活组织检查为上皮内或表皮黑色素瘤性改变,应行外阴局部广泛切除术。若肿瘤浸润淋巴－血管区域,需行腹股沟淋巴结清扫术。根据肿物生长部位的不同决定切除范围,前部如阴蒂部的病变,不需要切除外阴后部。

3.前庭大腺癌

前庭大腺癌可以是过渡型或鳞癌,发生于导管,或者发生于腺体本身的腺癌。腺囊癌、腺鳞癌亦有报道。患者通常有较长时间的前庭大腺囊肿病史,切除囊肿后经病理检查作出诊断。治疗方法是广泛外阴切除和双侧腹股沟淋巴结清扫术。近年来,对范围较小的病灶采用只作同侧腹股沟淋巴结清扫和次广泛外阴切除术,与广泛切除术效果相当。若病灶巨大,术后应行盆腔放疗。

4.外阴佩吉特病

外阴佩吉特病主要是上皮内病灶,偶然合并潜在性浸润腺癌。主要发生于绝经或绝经后妇女。

(1)诊断依据:①临床表现:大多数患者诉外阴不适和瘙痒,体检常呈湿烂性湿疹外观。②确诊依赖于组织活检,对上皮内病灶或浸润癌进行处理前也需通过组织活检确定诊断。

(2)治疗:外阴佩吉特病的处理,重要的是浸润部分病灶的处理,诊断一旦被确立,基本的治疗方法包括了局部切除术。由于潜在的组织学改变常超过临床可见的病变范围,确定本病的清楚切除范围非常困难。最近缩小了上皮内病灶的广泛切除范围,若以后病灶出现症状或临床表现明显时可再行手术切除。肿瘤侵犯或扩散到尿道或肛门时处理非常困难。

第二节 宫颈癌

在全球妇女中,宫颈癌是发病率仅次于乳腺癌的女性最常见恶性肿瘤。发病年龄高峰在 50 岁左右,近年来有年轻化趋势。全世界每年新诊断病例 45 万～50 万,其中亚洲占 67%,欧美发达国家占 12%,拉丁美洲占 11%,非洲占 10%。全世界每年死于该病约 25 万人。我国每年新发病例为 13.15 万,主要分布在中部地区,山区高于平原。1973～1975 年宫颈癌病死率为 9.98/10 万,1990～1992 年降至 3.25/10 万。这是由于广泛开展宫颈细胞学筛查使宫颈癌得以早期发现、早期治疗并积极治疗癌前病变,阻断了宫颈癌的发生和发展,从而提高了生存率,降低了发病率和病死率。

一、病因

近年来,人乳头瘤病毒(HPV)已被认为是导致富颈癌的主要危险因素,以HPV-16 与宫颈癌的发病关系最密切。其他的危险因素包括:性生活过早、初次性交年龄≤16 岁;患者本人及其性伴侣有多个性伙伴;有性病病史的患者或其性伴侣;早分娩、密产、多产;性伴侣有阴茎癌、前列腺癌等病史。吸烟、口服避孕药、单纯疱疹病毒Ⅱ型等也与宫颈癌的发生有一定的关系。

二、组织发生和发展

宫颈阴道部鳞状上皮与宫颈管柱状上皮共同组成宫颈上皮,两者在宫颈外口交接,称原始鳞－柱交接部。在高雌激素影响时,柱状上皮向外扩展,此时的鳞－柱交接处称生理性鳞－柱交接部。原始鳞－柱交接部和生理性鳞－柱交接部之间的区域称移行带区。雌激素水平低落时,柱状上皮回缩至宫颈管。移行带区的柱状上皮逐渐被鳞状上皮替代的有鳞状上皮化生和鳞状上皮化。在移行带区反复变动的过程中,若宫颈上皮受到某些致癌因素的刺激,可发展成宫颈癌。

三、病理

宫颈癌好发于宫颈鳞状上皮与柱状上皮交接部。

1.宫颈上皮内瘤样病变(CIN)

是宫颈浸润癌的癌前病变,包括宫颈不典型增生和原位癌。

(1)宫颈不典型增生的镜下特点为:①细胞核增大、深染,大小形态不一。②染色质增多、增粗。③核浆比例增大。④核分裂增多。⑤细胞极性紊乱至消失。根据病变程度分三度(三级)。

轻度(Ⅰ级):细胞异型性轻,异常细胞限于上皮层的下 1/3。

中度(Ⅱ级):细胞异型性明显,异常细胞限于上皮层的下 2/3。

重度(Ⅲ级):细胞异型性显著,异常细胞占据上皮层的 2/3 以上或全层,不易与原位癌区别。

CIN 分级:根据细胞异型程度分三级。

CIN Ⅰ级:指轻度不典型增生。

CIN Ⅱ级:指中度不典型增生。

CIN Ⅲ级:指重度不典型增生与原位癌。

(2)宫颈原位癌:癌细胞限于上皮层内,基底膜完整,无间质浸润。镜下特点为①细胞排列紊乱,无极性。②细胞核大,核浆比例增大。③核异型性大,染色深浅不一。④异常核分裂象多见,在上皮内各层均可发现。

2.宫颈浸润癌

曾经鳞状细胞癌占 90%～95%,腺癌约占 5%,腺鳞癌极少。最近腺癌和腺鳞癌的发病率上升且多发生于年轻患者。目前鳞癌占 80%～85%,腺癌约占 15%,腺鳞癌占 3%～5%。鳞癌预后较好,低分化腺癌和腺鳞癌恶性程度高、预后差。宫颈浸润癌的大体病理可分为:①外生型或菜花型,肿瘤向外生长状如菜花。②内生型,肿瘤向宫颈深部组织浸润,宫颈表面光滑或仅有轻度柱状上皮异位,宫颈膨大。③溃疡型,癌组织坏死脱落形成溃疡或空洞。④颈管型,肿瘤生长在宫颈管内。

四、转移途径

1.直接蔓延

为最常见的扩散方式。癌灶向下蔓延至阴道,向上可累及宫体,向两侧蔓延至宫旁组织、主韧带、阴道旁组织甚至输尿管和骨盆壁,向前可侵犯膀胱,向后可侵犯宫骶韧带和直肠。

2.淋巴转移

是浸润癌的主要转移途径。癌瘤可经宫旁组织中的小淋巴管转移到闭孔、髂内、髂外、髂总淋巴结,进而达腹主动脉旁淋巴结及锁骨上淋巴结,也可逆行转移到腹股沟淋巴结,沿宫骶韧带到骶前淋巴结。

3.血行转移

少见。晚期可经血行转移至肺、肝、骨和脑。

五、临床分期

按国际妇产科联盟的分期标准(表 3-1)。

表 3-1　宫颈癌的分期

FIGO 分期	病灶范围	UICC(TNM)分期
	原发肿瘤无法评估	Tx
	没有原发肿瘤证据	T_0

续表

FIGO 分期	病灶范围	UICC(TNM)分期
0 期	原位癌	$TisN_0M_0$
Ⅰ期	宫颈癌局限在子宫(癌扩展到宫体,不影响分期)	$T_1N_0M_0$
ⅠA	镜下浸润癌。所有肉眼可见的病灶,包括表浅浸润,均为ⅠB/T_{1B}	$T_{1a}N_0M_0$
ⅠA1	间质浸润深度不超过 3mm,水平扩散≤7mm	$T_{1a1}N_0M_0$
ⅠA2	间质浸润深度 3~5mm,水平扩散≤7mm	$T_{1a2}N_0M_0$
ⅠB	临床可见癌灶局限于宫颈,或者镜下病灶＞ⅠA2/TⅠA2 期	$T_{1b}N_0M_0$
ⅠB1	临床可见癌灶最大径线≤4cm	$T_{1b1}N_0M_0$
ⅠB2	临床可见癌灶最大径线＞4cm	$T_{1b2}N_0M_0$
Ⅱ期	肿瘤超越子宫,但未达骨盆壁或未达阴道下 1/3	$T_2N_0M_0$
ⅡA	无宫旁浸润	$T_{2a}N_0M_0$
ⅡB	有宫旁浸润	$T_{2b}N_0M_0$
Ⅲ期	肿瘤扩展到骨盆壁和(或)侵犯到阴道下 1/3 和(或)引起肾积水或肾无功能	$T_3N_0M_0$
ⅢA	肿瘤累及阴道下 1/3,没有侵犯骨盆壁	$T_{3a}N_0M_0$
ⅢB	肿瘤侵犯到骨盆壁和(或)引起肾积水或肾无功能	$T_{3b}N_1M_0$
ⅣA	肿瘤侵犯膀胱黏膜或直肠黏膜和(或)超出真骨盆	T_4 任何 N,M_0
ⅣB	远处转移	任何 T 任何 N,M_1

　　注　无论从腺上皮或者表面上皮起源的病变,从上皮的基底膜起浸润深度不超过 5mm。肿瘤浸润深度指从最接近表皮乳头的上皮—间质结合部至最深浸润点的距离。无论是否浸润静脉或淋巴等脉管区域,均不影响分期。膀胱泡状水肿不能分为 T_4 期

六、临床表现

　　1.症状

　　早期宫颈癌常无症状或仅有少量接触性出血,与宫颈柱状上皮异位无明显区别。晚期主要表现为阴道不规则出血,阴道分泌物增多和疼痛。

　　(1)阴道出血:可表现为性交后或妇科检查后的接触性出血,也可表现为阴道不规则出血。病灶较大,侵蚀较大血管使其破裂时,可出现多量出血甚至致命性大

出血。年老患者常表现为绝经后阴道出血。

（2）阴道排液：阴道排液增多、白色或血性，稀薄如水样或米泔样，有腥臭。若肿瘤坏死感染，可有脓样或米汤样恶臭分泌物。

（3）疼痛：为晚期癌表现。可出现坐骨神经痛或骶髂部持续性疼痛。若肿瘤压迫或侵蚀输尿管造成梗阻，可出现腰痛。淋巴管阻塞可出现下肢水肿和疼痛。

（4）侵犯邻近器官引起的症状：累及泌尿道可出现尿频、尿痛、血尿、膀胱－阴道瘘、肾盂积水、尿毒症等；累及直肠可出现肛门坠胀、便秘、里急后重、便血、肠梗阻、直肠－阴道瘘等。

（5）恶病质：消瘦、发热、全身衰竭等。

2.体征

CIN和早期宫颈癌可仅有宫颈柱状上皮异位的表现，外生型宫颈癌见宫颈上有息肉状、乳头状、菜花状赘生物，质脆，触之易出血，可合并感染；内生型见宫颈肥大、质硬，宫颈膨大如桶状。晚期癌组织坏死脱落形成溃疡或空洞。癌灶浸润阴道壁时可见阴道壁上有赘生物。如向宫旁浸润，双合诊和三合诊可扪及子宫两侧增厚、结节状，有时浸润达盆壁，形成"冰冻骨盆"。

七、诊断依据

根据病史、临床表现、全身检查和妇科检查及病理检查可确诊。下列辅助检查可协助早期诊断和临床分期。

1.宫颈刮片细胞学检查

是发现早期宫颈癌的最有效检查方法，也普遍应用于防癌普查，阳性率可达90%以上。可用平滑的竹片、小脚板或细胞刮取器在宫颈鳞－柱状上皮交界处取材，老年妇女要注意从宫颈管处取材。取材后涂于玻片上，固定染色后镜检。目前采用的细胞分类法为巴氏分类法，TBS分类法正在逐步推广。发现可疑癌细胞或核异质细胞应做宫颈活体组织病理检查。HPV测定配合刮片可提高细胞学诊断的准确性。

2.宫颈和宫颈管活体组织病理检查

是确诊宫颈癌和癌前病变的最可靠和必不可少的检查之一。应在宫颈鳞－柱状上皮交界处的3、6、9、12点钟等处多点取材。为了提高取材的准确性，可在碘试验或阴道镜指导下取材。

（1）碘试验：将碘溶液涂在宫颈和阴道上，正常宫颈和阴道鳞状上皮被染为棕色或深赤褐色,不染色区为危险区,应在该区取材活检。

(2)阴道镜检查:可观察宫颈表面有无异型细胞及血管走向等改变,在可疑部位取材活检。

若细胞学检查可疑而宫颈活体组织检查阴性,应用小刮匙搔刮宫颈管组织活检。

3.宫颈锥切术

当多次宫颈细胞学检查结果阳性而宫颈活体组织检查结果阴性,或活体组织检查为原位癌,而临床不能排除浸润癌时,可考虑做宫颈锥切术。切出的标本作连续病理切片检查。传统的锥切术因并发症多,而且可用多点取材活体组织检查和宫颈管搔刮替代,故目前临床上少用。宫颈环形电切术(LEEP)或冷凝电刀做宫颈锥切术可减少出血,一般也不影响病理检查。

4.影像学和内镜检查

B超、CT、MRI、淋巴管造影,膀胱镜、结肠镜、静脉肾盂造影等可了解病变侵犯的程度,协助进行临床分期。

八、鉴别诊断

应与宫颈柱状上皮异位、宫颈息肉、宫颈乳头状瘤、子宫黏膜下肌瘤、宫颈结核、宫颈尖锐湿疣、宫颈子宫内膜异位症等鉴别,宫颈细胞学检查和活体组织病理检查是可靠的鉴别方法。另外,颈管型宫颈癌应与Ⅱ期子宫内膜癌相鉴别。

九、预防

普及防癌知识,提倡晚婚少育,开展性卫生教育,定期开展普查普治,30岁以上已婚妇女应定期做宫颈细胞学检查,积极治疗宫颈柱状上皮异位和宫颈上皮内瘤样病变。

十、治疗

根据临床分期、病理类型、患者年龄、全身情况及医疗设备、技术水平等选择手术、放疗或化疗等方法。原则上ⅠA～ⅡA期采用手术治疗,手术类型,见表3-2。ⅡB期以上采用放疗,晚期或复发病例可考虑采用化疗。也可在手术前或放疗前化疗,待癌灶缩小后再手术或放疗。

表 3-2　经腹子宫切除术的类型

手术类型	筋膜内	筋膜外Ⅰ型	次广泛Ⅱ型	广泛Ⅲ型
宫颈筋膜	部分切除	全部切除	全部切除	全部切除
阴道切除长度	无	少量穹隆部	近端 1～2cm	阴道上 1/3～1/2
膀胱	部分分离	部分分离	部分分离	分离
直肠	不分离	分离部分 R-V 隔膜	分离部分 R-V 隔膜	分离
输尿管	不分离	不分离	打开输尿管隧道	完全解剖到膀胱入口
主韧带	在输尿管与子宫中间切除	在输尿管与子宫中间切除	切除到输尿管水平	切除到盆壁
骶骨韧带	在宫颈水平切除	在宫颈水平切除	部分切除	切除到骨盆后壁
子宫	切除	切除	切除	切除
宫颈	部分切除	完全切除	完全切除	完全切除

注　Ⅳ型:扩大广泛子宫切除术(Ⅲ型加部分膀胱或输尿管切除)

1.CIN 和原位癌

CINⅠ级按炎症处理。CINⅡ级可选用电凝、冷冻、激光等方法治疗。CINⅢ级多主张作全子宫切除术。对年轻、要求保留生育功能者可行宫颈锥切术或宫颈环行电切术(LEEP),尽可能切除病灶而又最大限度地减少对生育功能的影响,术后定期随访。

2.ⅠA1 期

病灶没有累及淋巴、血管区,锥切边缘均正常,可仅用锥切。其他患者可行筋膜外全子宫切除术。年轻患者卵巢正常者应予保留并行卵巢移位。

3.ⅠA2、ⅠB 和ⅡA 期

广泛子宫切除术和双侧盆腔淋巴结清扫术。对年轻患者,卵巢正常应予保留。对于病灶较小、希望保留生育功能的妇女,广泛宫颈、宫旁和盆腔淋巴结清扫术是一种新的替代治疗方法。对ⅠB2 期大的中央型病灶和宫颈桶状病灶可以单独进行放疗或做广泛全宫切除和盆腔淋巴结清扫术。或者采用术前放疗、然后做简单的全宫切除术的方法。另外,因为这些肿瘤的盆腔淋巴结转移率较高,建议在手术时进行腹主动脉旁淋巴结清扫术或放疗。对年轻妇女,放疗前也可以进行腹腔镜下卵巢移位术。

4.ⅡB、Ⅲ和ⅣA 期

可单独放疗,包括体外照射和腔内照射两种方法。也可以和手术治疗相配合。术前放疗可使病灶缩小、防止扩散而利于手术;术后放疗可补充手术的不足如盆腔或腹主动脉旁淋巴结有转移或血管、淋巴管有癌栓及手术不彻底者。

5.ⅣA 期

全盆腔放疗结合化疗控制症状。

6.化疗

主要用于晚期或复发转移病例或作为手术和放疗的辅助治疗方法。可采用全身用药、动脉插管化疗及介入治疗等方法。一般采用联合化疗,常用药物有顺铂、卡铂、环磷酰胺、异环磷酰胺、氟尿嘧啶、博来霉素、丝裂霉素、长春新碱等,以顺铂疗效较好。

十一、特殊病例

1.术后补充放疗

已进行手术,但手术标本发现预后不良因素,如肿瘤接近或达到切除标本的边缘、两个以上的盆腔淋巴结阳性,或镜下发现宫旁肿瘤扩散的证据,建议术后补充放疗。

2.意外发现的宫颈浸润癌

全子宫切除术后,病理标本意外发现宫颈浸润癌,术后可以补充盆腔放疗。如果仅是镜下浸润癌,则不需要补充治疗。如患者一般情况好,无大的全身性疾病,可以做广泛宫旁切除术或阴道切除术加双侧盆腔淋巴结切除术。这种方法对希望保留卵巢功能的年轻患者有好处。也可以用放疗前腹腔镜卵巢移位的方法来代替。放疗是合适的代替广泛宫旁切除术的治疗方法,特别是对于不愿接受广泛盆腔手术的患者或者已有广泛扩散的患者,这些患者容易发生围手术期疾病。

广泛全子宫切除术后的放疗:病灶接近切缘者术后用腔内放疗,切缘及淋巴结阳性者用外照射。原位癌可仅用腔内放疗。淋巴结阴性者,若有其他危险因素术后放疗也有意义:病灶较大>4cm,间质浸润较深,血管-淋巴区域受累,切缘阳性。

3.妊娠期宫颈浸润癌

妊娠期宫颈浸润癌的诊断方法与非妊娠期相同。在妊娠期,治疗方法取决于患者是否希望继续妊娠。如果胎龄较早,估计胎儿难以存活,临床分期为Ⅰ期或ⅡA期,可以采用广泛全子宫切除和盆腔淋巴结切除术,把子宫和胎儿一并切除。胎儿已接近成熟的早期病例,经与患者充分讨论后患者仍希望继续妊娠的话,可以选择剖宫取胎及广泛全子宫切除加双侧盆腔淋巴结切除术的治疗方法。晚期病例一般采用放疗。

4.复发性宫颈癌

放疗后的中央型复发,如果没有转移的证据,仍有较好的治疗效果。如果复发病灶较小而且局限于中央,适合于广泛全子宫切除和部分阴道切除。原接受放射治疗量的巨大中央型复发患者,需要进行盆腔脏器清除术。

5.宫颈残端癌

如为早期病变,可以选择广泛宫颈切除和阴道上段切除加双侧盆腔淋巴结切除术。进展期或晚期病例,选用放疗更合适。

十二、预后

影响预后的因素包括全身情况、临床分期、组织类型、肿瘤体积、淋巴结转移、治疗措施等。预后与临床分期直接相关。宫颈癌的5年生存率为:Ⅰ期81.6%,Ⅱ期61.3%,Ⅲ期36.7%,Ⅳ期12.1%。

十三、随访

出院后第1年第1个月随诊1次,以后每隔2～3个月复查1次。第2年每3～6个月复查1次。第3～5年每6个月复查1次。第6年开始每年复查1次。

十四、宫颈癌合并妊娠

宫颈癌合并妊娠较少见。妊娠时,盆腔血流增加和淋巴流速增加可促使癌肿转移和发展。阴道分娩时可能将癌细胞挤至血管内加速癌肿扩散,并导致出血和感染。诊断的重点是确定是原位癌或浸润癌。若为原位癌,可随访至足月妊娠行剖宫产结束分娩,产后4～6周再做检查,根据检查结果按照非妊娠期治疗原则处理。妊娠期确诊为浸润癌,治疗方法取决于患者是否希望继续妊娠。如果胎龄较早,估计胎儿难以存活,临床分期为Ⅰ期或ⅡA期,可以采用广泛全子宫切除和盆腔淋巴结清扫术,把子宫和胎儿一并切除,或先行体外照射,待胎儿自然流产后,再行腔内照射。胎儿已接近成熟的早期病例,经与患者充分讨论后患者仍希望继续妊娠的话,可以待胎儿成熟时剖宫取胎后作广泛全子宫切除加双侧盆腔淋巴结清扫术。ⅡB期以上合并早孕者,先行体外照射,待胎儿自然流产后,再行腔内照射。ⅡB期以上合并中、晚期妊娠者,剖宫取胎后放疗。

第三节　子宫肌瘤

子宫肌瘤由平滑肌和结缔组织组成,又称子宫平滑肌瘤。是女性生殖系统最常见的肿瘤。多见于30～50岁妇女。

一、病因

根据肌瘤好发于生育年龄妇女,绝经后肌瘤停止生长、逐渐萎缩甚至消失的特征,推测子宫肌瘤的发生发展可能与女性激素有关。虽然大多数子宫肌瘤患者血中的雌、孕激素水平并没有升高,但肌瘤组织中雌、孕激素受体的水平比子宫肌层高,这提示肌瘤组织局部对雌、孕激素的高敏感性可能在肌瘤的发生发展中起重要的作用。近年来的研究还发现许多肽类生长因子及其受体是子宫肌瘤的生长调节因子,因此,子宫肌瘤的发生发展可能是雌激素、孕激素和局部生长因子间复杂相互作用的结果。

二、病理

1.大体

为球形或不规则形实性结节,可单个或多个生长于子宫任何部位。一般为白色、质硬,切面为旋涡状结构。肌瘤本身无包膜,但肌瘤组织可压迫周围的子宫肌壁纤维而形成假包膜,使肌瘤与子宫肌层分界清楚,容易剥出。血管从外穿入假包膜内供给肌瘤营养。

2.镜下

主要由梭形平滑肌细胞和不等量纤维结缔组织所构成。细胞大小均匀、呈栅栏状或旋涡状排列。因切面的不同,细胞核可呈圆形或杆状,染色较深。

3.变性

肌瘤局部血供不足可引起各种退行性变。

(1)玻璃样变:又称透明变性,最常见。肌瘤组织水肿变软,剖面旋涡状结构消失,溶成玻璃样透明体。

(2)囊性变:玻璃样变继续发展,肌细胞坏死液化,形成大小不等的囊腔,内含胶冻样液体。

(3)红色变:多见于妊娠期和产褥期,可能是肌瘤血管破裂或退行性变引起溶血,血红蛋白渗入肌瘤内。切面暗红色,如半熟牛肉状,质软、腥臭,旋涡状结构消失。

(4)恶性变:主要为肉瘤样变,发生率为 0.4%～0.8%。多发生于年龄较大的妇女。肌瘤在短期内迅速增大,或伴有阴道不规则流血。组织变软、质脆,切面灰黄色,似生鱼肉状。

此外,肌瘤还可发生脂肪变性、钙化等,均较少见。

三、分类

按肌瘤所在部位的不同可分宫体肌瘤和宫颈肌瘤。肌瘤最初均起源于子宫肌层,向不同方向生长而形成下列 3 种类型。各种类型可单独存在,也可同时并存。

1.肌壁间肌瘤

最常见。位于子宫肌壁间,周围被正常肌层包绕。

2.浆膜下肌瘤

突起在子宫表面,肌瘤表面仅覆盖子宫浆膜层。可仅有一蒂与子宫相连。若蒂断裂肌瘤脱落在盆、腹腔内继续生长,称为寄生性肌瘤或游走性肌瘤。肌瘤向阔韧带内生长,称为阔韧带内肌瘤。

3.黏膜下肌瘤

向宫腔内生长,肌瘤表面覆盖子宫内膜。黏膜下肌瘤易形成蒂,肌瘤突出于宫腔内,甚至延伸至阴道内或阴道外。

四、临床表现

1.症状

有些患者可无症状,终身未被发现。症状的轻重主要取决于肌瘤的生长部位、大小、有无变性和并发症。

（1）阴道出血：是最常见的症状。肌壁间肌瘤主要表现为经量增多、经期延长，但出血有周期性。也可出现周期缩短。黏膜下肌瘤主要表现为经量增多、经期延长、周期紊乱、不规则出血或经后淋漓不尽。浆膜下肌瘤则很少引起子宫出血。

（2）腹部肿块：当肌瘤较大时，患者自觉下腹部实性肿块，活动度差。

（3）阴道排液：肌瘤可引起白带增多。若肿瘤发生坏死合并感染，则有持续性或不规则阴道出血和恶臭脓血样液排出。

（4）压迫症状：前壁肌瘤压迫膀胱可引起尿频、排尿困难、尿潴留等。后壁肌瘤压迫直肠可致里急后重、便秘、大便不畅等。阔韧带肌瘤压迫输尿管可引起输尿管扩张、肾盂积水等。

（5）疼痛：肌瘤可引起下腹坠胀、腰背酸痛等。肌瘤合并感染、红色变性或浆膜下肌瘤蒂扭转时可出现剧痛并伴有发热。

（6）不孕和流产：肌瘤向宫腔内生长或引起宫腔变形可妨碍精子通过、孕卵着床和胚胎发育，因而引起少数患者不孕或流产。

（7）贫血：长期月经过多或不规则阴道出血可导致失血性贫血。

2.体征

若肌瘤较大，可在下腹部扪及质硬、圆形或不规则形实性结节状肿物。妇科检查时可发现子宫增大、表面有单个或多个不规则结节突起或有蒂与子宫相连的实性活动肿物。带蒂的黏膜下肌瘤突出于阴道内，用阴道窥器即可在阴道内见到表面光滑的红色结节。当组织坏死或合并感染时，肌瘤表面有渗出物覆盖并有恶臭味。

五、诊断与鉴别诊断

根据病史、症状和体征，诊断多无困难。借助 B 超探测宫腔方向和深度、子宫输卵管碘油造影、宫腔镜、腹腔镜、CT、MRI 等方法可明确诊断并与其他疾病相鉴别。子宫肌瘤需与下列疾病鉴别：妊娠子宫、卵巢肿瘤、子宫内膜异位症、盆腔炎性肿块、畸形子宫、子宫内膜癌、子宫颈癌等。根据停经史、β-hCG 和 B 超检查可与妊娠子宫鉴别；根据症状、体征、影像学检查和腹腔镜可与卵巢肿瘤、子宫内膜异位症、盆腔炎性肿块、畸形子宫鉴别；借助宫腔镜和活体组织病理检查可鉴别子宫黏膜下肌瘤与子宫内膜癌；宫颈组织学检查和活体组织病理检查有助于带蒂的黏膜下肌瘤与宫颈癌的鉴别。

六、治疗

1.随访观察

适用于子宫小于妊娠 10 周子宫大小,无症状者。每 3～6 个月随访 1 次。

2.药物治疗

适用于子宫小于妊娠 10 周子宫大小,症状较轻或虽子宫大于妊娠 10 周子宫大小,但接近绝经年龄或全身情况不能耐受手术者。

(1)米非司酮:孕激素受体拮抗药。每日 12.5mg,连用 3～6 个月。可引起闭经并使子宫肌瘤缩小。不宜长期使用。

(2)黄体生成激素释放激素激动药:又称促性腺激素释放激素激动药,通过抑制雌二醇至绝经水平,造成假绝经状态,抑制肌瘤生长并使其缩小。适用于:①术前用药 3～6 个月使肌瘤缩小,可减少手术中出血、减轻手术难度。也可使原来因肌瘤较大、需经腹切除子宫者可改为经阴道切除子宫或在腹腔镜下切除子宫。②子宫肌瘤合并不孕患者,用药后肌瘤缩小改善了受孕条件。③近绝经期者用药后提前过渡到自然绝经。④有合并症暂不能手术患者。该类药物品种繁多,用法各异,药价昂贵,长期应用可引起骨质疏松,目前尚难以推广应用。

(3)雄激素:对抗雌激素,减少盆腔充血,促进近绝经期的患者提早绝经。常用甲睾酮,每日 10mg,舌下含服。或用丙酸睾酮 25mg,每 3～5d 肌内注射 1 次。雄激素每个月用量均不能超过 300mg,以免引起男性化。

3.手术治疗

适应证:①月经过多致继发贫血,药物治疗无效。②严重腹痛、性交痛或慢性腹痛、有蒂肌瘤扭转引起的急性腹痛。③体积大或引起膀胱、直肠等压迫症状。④能确定肌瘤是不孕或反复流产的唯一原因者。⑤疑有肉瘤变。

手术方式有以下几种。

(1)子宫肌瘤切除术:适用于希望保留生育功能或 40 岁以下不愿切除子宫者。肌壁间肌瘤和浆膜下肌瘤可经腹或经腹腔镜下切除肌瘤;突出于阴道内的带蒂黏膜下肌瘤可经阴道摘除肌瘤;宫腔内的黏膜下肌瘤可经宫腔镜切除肌瘤。

(2)子宫切除术适应证:①年龄>40 岁,无生育要求。②肌瘤生长较快疑有恶变可能。③肌瘤切除后再复发者。根据肌瘤大小、子宫活动度、技术、设备条件等选择手术途径,可以经腹、经阴道或经腹腔镜下切除子宫。常规采用全子宫切除术,宫颈无病变的年轻患者可采用次全子宫切除术。50 岁以下、卵巢正常者均应保留。

4.子宫肌瘤介入栓塞治疗术

通过子宫动脉栓塞术堵塞供应肌瘤的血管,使肌瘤缺血、变性、坏死。一般 3 个月后肌瘤会停止生长,逐渐变小,月经量也减少并缓解压迫症状。介入栓塞治疗的优点是微创、可重复、并发症少和康复快。适用于年轻、希望保留生育功能及因身体条件不能耐受手术或不愿接受手术治疗的病例。

七、子宫肌瘤合并妊娠

子宫肌瘤合并妊娠并不常见,占肌瘤患者的 0.5%～1%,妊娠的 0.3%～0.5%。

1.妊娠对子宫肌瘤的影响

妊娠由于性激素的变化和盆腔血液供应丰富,可促使肌瘤快速生长和变性,常为红色变性。临床表现为肌瘤迅速增大,剧烈腹痛、发热、血白细胞增多等。

2.肌瘤对妊娠和分娩的影响

黏膜下肌瘤可妨碍受精卵着床而引起早期流产。大的肌壁间肌瘤可引起子宫腔变形和压迫,也可导致流产或胎位异常。若肌瘤位置较低,可妨碍胎儿先露部进入骨盆造成难产。产后则肌瘤可妨碍子宫收缩而导致产后大出血。

3.处理

发生红色变性时应保守治疗,使用镇痛、抗感染、安胎药物。肌瘤造成产道梗阻者应做剖宫产。除非带蒂的浆膜下肌瘤,一般不主张在剖宫产的同时做子宫肌瘤切除术,以免引起难以控制的出血。

第四节 子宫内膜癌

子宫内膜癌又称子宫体癌,多见于 50～60 岁妇女。是女性生殖器三大恶性肿瘤之一。约占女性全身恶性肿瘤的 7%,女性生殖器恶性肿瘤的 20%～30%。近年来发病率有上升趋势,在有些国家,子宫内膜癌的发病已超过子宫颈癌而成为女性生殖器最常见的恶性肿瘤。

一、病因

尚不十分清楚,可能与雌激素的长期刺激有关。无排卵、不育、肥胖、糖尿病、高血压、绝经晚、多囊卵巢综合征、功能性卵巢肿瘤、长期大量应用外源性雌激素或他莫昔芬、子宫内膜不典型增生和遗传因素等均是子宫内膜癌的高危因素。

二、病理

1.癌前病变

子宫内膜不典型增生是子宫内膜癌的癌前病变。按增生的程度分为轻、中、重三度(详见功能失调性子宫出血)。

2.大体

按病变累及的范围可分为局限型和弥漫型。癌组织在子宫内膜呈局限性生长或弥漫侵犯子宫内膜大部分或全部,局部内膜表面粗糙,肿瘤向宫腔内生长时,形成息肉状或菜花状肿块,组织呈灰白色,可伴有灶性出血或坏死、溃疡形成。癌组织侵犯肌层时,表现为边界清楚、坚实、灰白色的结节状肿块。

3.镜下

子宫内膜癌的组织学类型复杂多样,按照 WHO/ISGP(国际妇产科病理协会)分类分为 7 种类型:①子宫内膜样腺癌,包括腺癌、腺角化癌(腺癌合并鳞状上皮化生)和腺鳞癌(腺癌和鳞癌并存),占 80%～90%。②黏液性癌。③浆液性腺癌。④透明细胞癌。⑤鳞状细胞癌。⑥混合性癌。⑦未分化癌。

子宫内膜癌组织病理分级:Gx,分级无法评估;G1 级,癌组织中非鳞状或非桑椹状实性生长类型≤5%;G2 级,癌组织中非鳞状或非桑椹状实性生长类型 6%～50%;G3 级,癌组织中非鳞状或非桑椹状实性生长类型>50%。

三、转移途径

主要为直接蔓延和淋巴转移,晚期可出现血行转移。

1.直接蔓延

病灶沿子宫内膜蔓延生长,向上沿子宫角到输卵管;向下累及宫颈管及阴道;向肌层穿透子宫壁累及浆膜层蔓延至输卵管、卵巢,并可广泛种植于盆、腹腔腹膜,直肠子宫陷凹及大网膜。

2.淋巴转移

当癌灶浸润至深肌层、蔓延到宫颈管或组织分化不良时容易发生淋巴转移。宫底部的癌灶沿阔韧带上部淋巴管网至卵巢，经骨盆漏斗韧带到腹主动脉旁淋巴结；宫角部癌灶沿圆韧带至腹股沟淋巴结；子宫下段和宫颈管的癌灶转移途径与宫颈癌相同。子宫后壁的癌灶沿宫骶韧带扩散到直肠淋巴结；子宫前壁癌灶扩散到膀胱，通过逆流扩散到阴道前壁。

3.血行转移

较少见。晚期可经血行转移至肺、肝、骨和脑等处。

四、临床表现

1.症状

阴道出血、阴道排液、宫腔积液或积脓是子宫内膜癌的主要症状。

(1)阴道出血：绝经前表现为月经紊乱、经量增多、经期延长或经间期出血，绝经后表现为阴道不规则出血。

(2)阴道排液：可为白带增多、浆液性或浆液血性分泌物增多。合并感染者可有脓性或脓血性恶臭分泌物。

(3)疼痛：当癌瘤浸润周围组织或压迫神经时可引起下腹及腰骶部疼痛。有宫腔积液、积脓时可刺激子宫收缩，出现下腹部痉挛性疼痛。

(4)恶病质：晚期可出现贫血、消瘦、发热、全身衰竭等。

2.体征

早期可无明显体征，子宫可以正常大小或稍大。疾病发展时，子宫增大变软、固定或在宫旁或盆腔内扪及不规则形结节状肿物。

五、诊断依据

根据病史、体征、分段诊刮、宫腔镜及病理检查可确诊。

1.分段诊刮

是诊断子宫内膜癌最常用的检查方法。先用小刮匙环刮宫颈管，再用探针探测宫腔方向和深度，然后才用刮匙进入宫腔搔刮子宫内膜。刮出的组织物分别做病理检查。

2.宫腔镜

可直视下观察宫颈管和宫腔情况,有助于术前的临床分期,同时可直视下取活体组织病理检查或指导刮宫和活体组织检查位置,提高活体组织病理检查准确率。

3.影像学检查

B超较常用,可用阴道B超测量子宫内膜的厚度,绝经后妇女的子宫内膜厚度若超过5mm应引起高度警惕。必要时可选用钡灌肠、CT、MRI等检查。

4.细胞学检查

从阴道后穹隆或宫颈管吸取细胞涂片检查阳性率不高。用子宫内膜冲洗法、尼龙网内膜刮取等方法可提高阳性率。

5.其他

血清CA125水平对进展期患者有一定的诊断价值。

六、鉴别诊断

子宫内膜癌需与功能失调性子宫出血、老年性阴道炎、子宫黏膜下肌瘤、宫颈或子宫内膜息肉、子宫内膜炎、宫颈癌、原发性输卵管癌等鉴别。分段诊刮、宫腔镜及病理检查是主要的鉴别手段。

七、预防

注意高危因素,重视高危患者,正确掌握雌激素使用指征和使用方法,围绝经期月经紊乱或绝经后不规则阴道出血患者应先排除子宫内膜癌才能按良性疾病治疗。

八、治疗

采用手术治疗为主,放疗、化疗和激素治疗为辅的综合治疗方法。子宫内膜癌手术分期程序是:腹部正中直切口、打开腹腔后立即取盆、腹腔冲洗液进行细胞学检查,然后仔细探查整个腹腔内脏器。网膜、肝脏、腹膜陷凹和附件表面均需检查和触摸任何可能存在的转移病灶,然后仔细触摸主动脉旁和盆腔内可疑或增大的淋巴结。在开始手术前先结扎或钳夹输卵管远侧端以防在处理子宫及附件时有肿瘤组织流出。切除子宫后,应该在手术区域外切开子宫以判断病变的范围。若腹主动脉旁及髂总淋巴结可疑、肿瘤明显侵犯附件及盆腔淋巴结,浸润至子宫外 1/2 肌层,病理类型为浆液性乳头状透明细胞癌及癌肉瘤,应取主动脉旁淋巴结活检。

许多子宫内癌患者过度肥胖或年龄较大,或有并发症和合并症,所以在临床上必须判断患者能否耐受过大的手术。对于过度肥胖的患者,可采用腹腔镜协助下经阴道子宫切除术和腹腔镜下淋巴结清扫术。无腹腔镜条件者也可采用经阴道子宫切除术。

1.癌前病变

年轻患者的子宫内膜复合增生和不典型增生可用孕激素治疗。如黄体酮每日 10～20mg,醋酸甲羟孕酮(安宫黄体酮)每日 200～400mg,醋酸甲地孕酮每日 160mg,炔诺孕酮每日 3～4mg,连用 2～3 个月后复查宫腔镜或分段诊刮。40 岁以上无生育要求者应选择全子宫切除术。

2.临床Ⅰ期

标准的术式是筋膜外全子宫切除术,双侧附件切除术及选择性盆腔、腹主动脉旁淋巴结取样或切除术,有条件者可行次广泛子宫切除术及盆腔、腹主动脉旁淋巴结清扫术,术后辅以激素治疗。

3.临床Ⅱ期

广泛子宫切除术、双侧附件切除术、双侧盆腔淋巴结清扫术及选择性主动脉旁淋巴结清扫术,术后辅以激素、放疗或化疗。

4.临床Ⅲ期

先进行手术,以确定诊断和分期并行减瘤术。尽可能切除肉眼可见的癌灶、子宫及双侧附件、大网膜和增大的淋巴结。术后辅以放疗、化疗和激素等综合治疗。也可以先放疗,待癌灶缩小后再手术。

5.临床Ⅳ期

综合治疗。全身化疗或激素疗法、放疗等。

6.放疗

单纯放疗适用于晚期或有严重的全身疾病、高龄和无法手术的病例,术后放疗用于补充手术的不足及复发病例。在大多数西方国家,常采用先放疗,然后进行全子宫及双侧附件切除术、选择性盆腔及主动脉旁淋巴结清扫术的方法。

7.激素治疗

多用于晚期及复发病例或手术后的巩固治疗。

(1)孕激素治疗:采用大剂量长疗程方法,至少要用 10～12 周才能评价效果。有疗效者长期使用,直至出现恶化或复发。主要制剂有:①醋酸甲羟孕酮(MPA),

每日 200~400mg,分 1 或 2 次口服。②醋酸甲地孕酮,每日 160mg,1 次或分次口服。③己酸孕酮(HPC),500mg,肌内注射,每周 2 次。

(2)抗雌激素类药物治疗:此类药物不良反应小、患者耐受性好。可与孕激素类药物联合应用,或与细胞毒性药物同时使用,以延长缓解期。常用制剂与用法:①他莫昔芬 10~20mg,每日 1 次或每日 1~2 次,2~3 周后疗效不显著者药量可加倍。②雷诺昔芬 60mg,每日 1 次。③托瑞米芬 60mg;每日 1 次。

8.化疗

对进展期或复发、不能耐受手术和(或)放疗的患者,可配合化疗。常用药物有顺铂、阿霉素、紫杉醇、环磷酰胺和氟尿嘧啶等联合化疗。

九、预后

预后较好。临床分期为影响预后的重要因素。5 年生存率为:Ⅰ 期 75.1%、Ⅱ 期 51.8%、Ⅲ 期 30.0%、Ⅳ 期 10.6%。

十、随访

术后 2~3 年内每 3 个月随访 1 次,3~5 年每 6 个月复查 1 次,5 年后每年复查 1 次。

第五节 子宫肉瘤

子宫肉瘤少见,占子宫恶性肿瘤的 3%~4%。可原发于子宫体、子宫内膜间质及子宫颈,也可由子宫肌瘤恶变而来。多见于 40~60 岁妇女。病因未明,恶性度高,预后差,5 年生存率仅为 20%~30%。

一、分类和转移

子宫肉瘤有多种组织学来源,分类复杂。按美国妇科肿瘤医师学会(GOG)的简化分类,可分为:①子宫平滑肌肉瘤,可原发于子宫肌壁及血管的平滑肌,或继发于子宫肌瘤。②子宫内膜间质肉瘤,源于子宫内膜间质细胞。③混合型同源米勒管肉瘤(癌肉瘤),少见,含腺癌和肉瘤两种成分。④混合型异源米勒管肉瘤(恶性中胚叶混合瘤,MMMT),含癌和肉瘤两种成分。⑤其他,以横纹肌肉瘤较为多见。转移途径以血行转移和直接蔓延为主,常转移至肺、肝,少数为淋巴转移。

二、临床分期

常用国际抗癌协会 UICC 分期(表 3-3)。

表 3-3 子宫肉瘤临床分期

分期	病变范围
Ⅰ 期	肿瘤局限于子宫体
Ⅱ 期	肿瘤浸润到子宫颈或子宫浆膜层
Ⅲ 期	肿瘤累及子宫外或盆腔内器官,仍局限于盆腔
Ⅳ 期	肿瘤转移至上腹部或远处脏器

三、临床表现和诊断

1.阴道异常出血和分泌物增多

出血量多少不等,常为持续性。

2.腹痛

肿瘤迅速生长或瘤内出血、坏死,可引起急性腹痛。

3.压迫和转移症状

可压迫膀胱、直肠而出现相应的症状,晚期患者可出现恶病质表现。

4.体征

子宫增大、外形不规则,宫颈口可有息肉样或肌瘤样肿物突出,如伴有感染,可有恶臭。晚期肉瘤可固定于盆壁,并出现转移至其他器官、组织的表现。

5.B 超、CT、MRI 及细胞学、组织学检查

可协助诊断。

四、治疗

治疗原则是以手术为主,辅以放疗和化疗。Ⅰ期病例行全子宫和双侧附件切除术,Ⅱ期以上病例采用广泛性全子宫切除术和盆腔淋巴结清扫术。放射治疗对

预防和控制盆腔局部复发有一定的价值,放疗原则与子宫内膜癌相同。术后可辅助化学治疗,可参考卵巢恶性生殖细胞肿瘤和性索-间质肿瘤的化疗方案如 VAC、VBP 和改良 VBP 方案,两年内最少用 6 个疗程。

第六节 卵巢肿瘤

卵巢肿瘤是女性生殖器常见肿瘤之一,恶性肿瘤的发病率占女性生殖器恶性肿瘤的第 3 位。卵巢癌的年发病率为 9/10 万~17/10 万。由于目前尚缺乏早期诊断卵巢癌的有效方法,致使 60% 的患者在诊断时已属晚期。尽管治疗方法层出不穷,5 年生存率仍在 40% 左右。

卵巢癌病因未明,可能与遗传和家族因素、工业污染、环境、高胆固醇食物、不孕或少育、内分泌因素等有关。早生育、早绝经和口服避孕药可减少卵巢癌的发生。遗传因素与大约 5% 的卵巢癌相关。如乳腺—卵巢癌综合征:与 BRCA1 基因或可能是 BRCA2 基因的遗传突变有关和特定部位的卵巢癌综合征和 II 型 Lynch 综合征(遗传型非息肉性结肠癌综合征)。恶性肿瘤的转移途径主要是盆、腹腔直接种植播散和淋巴转移,血行转移少见。卵巢恶性肿瘤在盆、腹腔内的种植播散和转移相当广泛,所有腹膜、肠系膜、肠管、大网膜、肝、脾等脏器均可受累。淋巴转移通过卵巢门淋巴管至腹主动脉旁淋巴结,通过阔韧带进入盆腔淋巴结、圆韧带至髂外和腹股沟淋巴结。横膈也是转移的好发部位。晚期可出现血行转移。

一、卵巢恶性肿瘤的临床分期

常采用国际妇产科联盟(FIGO)的手术—病理分期,见表 3-4。

表 3-4 卵巢恶性肿瘤的手术—病理分期

FIGO 分期	病灶范围	UICC(TNM)分期
	原发肿瘤无法评价	T_x
	无原发肿瘤证据	T_0
I	肿瘤局限于卵巢	$T_1 N_0 M_0$
I A	肿瘤局限于单侧卵巢,包膜完整,表面无肿瘤;腹水或腹腔冲洗液无恶性细胞	$T_{1a} N_0 M_0$
I B	肿瘤局限于双侧卵巢,包膜完整,表面无肿瘤;腹水或腹腔冲洗液无恶性细胞	$T_{1b} N_0 M_0$

续表

FIGO 分期	病灶范围	UICC(TNM)分期
ⅠC	肿瘤局限于单侧或双侧卵巢并伴有如下任何一项:包膜破裂;卵巢表面有肿瘤;腹水或腹腔冲洗液有恶性细胞	$T_{1c}N_0M_0$
Ⅱ	肿瘤累及单侧或双侧卵巢伴有盆腔扩散	$T_2N_0M_0$
ⅡA	扩散和(或)转移到子宫和(或)输卵管;腹水或腹腔冲洗液无恶性细胞	$T_{2a}N_0M_0$
ⅡB	扩散到其他盆腔组织;腹水或腹腔冲洗液无恶性细胞	$T_{2b}N_0M_0$
ⅡC	ⅡB 或 ⅡC,伴腹水或腹腔冲洗液有恶性细胞	$T_{2c}N_0M_0$
Ⅲ	肿瘤侵犯单侧或双侧卵巢,并有显微镜证实的盆腔外腹膜转移和(或)区域淋巴结转移	$T_3N_0M_0$ 或任何 TN_1M_0
ⅢA	镜下盆腔外腹膜转移	$T_{3a}N_0M_0$
ⅢB	肉眼盆腔外腹膜转移灶最大直径≤2cm	$T_{3b}N_0M_0$
ⅢC	盆腔外腹膜转移灶最大直径>2cm,和(或)区域淋巴结转移	$T_{3c}N_0M_0$ 或任何 TN_1M_0
Ⅳ	远处转移(腹膜转移除外)	任何 T 任何 NM_1

注　肝包膜转移为 T_3/Ⅲ 期,肝实质转移为 M_1/Ⅳ 期。胸膜渗出液必须有阳性细胞才能分为 M_1/Ⅳ 期

二、诊断依据

在盆腔肿块的诊断中,首先要确定:①盆腔肿块是否来自卵巢。②卵巢肿块是肿瘤还是瘤样病变。③卵巢肿瘤的性质是良性还是恶性。④肿瘤的可能病理类型。⑤恶性肿瘤的临床分期。

1.临床表现

良性肿瘤较小时多无症状,往往在妇科检查时偶然发现。当肿瘤生长至中等大小时,可觉腹胀或腹部扪及肿块。肿瘤增大占满整个盆、腹腔时,可出现压迫症状。若肿瘤发生扭转或破裂,则可出现急腹症表现。恶性肿瘤早期也可无症状,当肿瘤增大时,可出现腹胀、腹部肿块、腹水等表现。功能性肿瘤可出现月经紊乱或

阴道不规则出血。肿瘤向周围组织浸润或压迫时,可引起腹痛、腰痛或下肢疼痛和水肿。晚期可出现贫血、消瘦、发热、全身衰竭等恶病质表现。

2.体征

良性肿瘤妇科检查时可在子宫一侧或双侧触及球形肿块,囊性或实性,表面光滑,与子宫无粘连,可活动。肿瘤增大时,腹部隆起,肿物活动度差,叩诊无移动性浊音。恶性肿瘤检查时应常规进行双合诊及三合诊检查,盆腔肿块多为双侧、实性或半实性,表面凹凸不平,活动度差。可在后穹隆触及盆腔内质硬的不规则结节。晚期可呈"冰冻骨盆"状。常伴有腹水或腹股沟、锁骨上淋巴结肿大。

3.辅助检查

(1)影像学检查:是诊断卵巢肿瘤的重要手段,以 B 超的诊断价值最大。

1)B 超:是常规的检查方法之一。可了解肿块的部位、大小、形态,推测肿块的性质,探测有无腹水及腹水量。

2)放射学检查:CT、MRI 可显示肿块、转移结节和淋巴转移的图像及其与周围脏器的关系;腹部平片可显示畸胎瘤的牙齿、骨等成分;静脉肾盂造影、吞钡与钡剂灌肠、乳房软组织摄片、胸片等检查可了解肿瘤与邻近器官的关系及转移情况。淋巴造影可了解淋巴转移情况。

(2)细胞学检查:抽取腹水查找癌细胞,细针穿刺肿块抽吸细胞或组织进行涂片或切片病理检查可鉴别肿瘤的良恶性。

(3)血清学检查:80%的卵巢上皮性癌血清 CA125 水平升高。AFP 是卵黄囊瘤的特异性标志物,未成熟畸胎瘤也可升高。hCG 对原发性卵巢绒癌有特异性。雌激素水平增高有助于功能性肿瘤的诊断。睾丸母细胞瘤患者尿17-酮类固醇可增高。

(4)内镜检查:腹腔镜可直视及活体组织检查,鉴别盆腔肿块的性质。胃镜、肠镜有助于鉴别消化道肿瘤。膀胱镜可了解肿瘤侵犯泌尿道的情况。

4.鉴别诊断

(1)卵巢良性肿瘤的鉴别诊断。

1)卵巢瘤样病变:滤泡囊肿和黄体囊肿一般为单侧,直径<5cm,壁薄、可活动,可自行消失。可随访,观察肿块变化,特别是经前、经后的变化情况,必要时行 B 超、腹腔镜检查。

2)子宫肌瘤:特别是需与浆膜下肌瘤鉴别。可借助 B 超等检查鉴别。

3)妊娠子宫:有停经史,妊娠试验阳性,B 超可鉴别。

4)尿潴留:特别要警惕把年老妇女潴尿膀胱误为卵巢肿瘤,导尿可鉴别。

5)腹水:巨大卵巢肿瘤应与大量腹水鉴别。首先应注意与形成腹水有关的肝、心、肾病史。检查时腹水为蛙状腹,有移动性浊音,B超可鉴别。

(2)卵巢恶性肿瘤的鉴别诊断。

1)卵巢子宫内膜异位症囊肿:有进行性痛经、月经过多、阴道不规则出血、不孕等症状。B超、腹腔镜检查有助鉴别,必要时剖腹探查。

2)盆腔炎性肿块:有盆腔感染史,肿块触痛、边界不清、活动受限,抗感染治疗后可缓解。必要时行腹腔镜检查或剖腹探查。

3)结核性腹膜炎:常合并有腹水,盆、腹腔内粘连性肿块,多发生于年轻不孕妇女,有肺结核史,消瘦、乏力、低热、盗汗、食欲缺乏、月经稀少或闭经等症状,妇科检查肿块位置较高、形状不规则、边界不清、活动度差。结核试验、B超、腹腔镜等有助鉴别,必要时剖腹探查。

4)生殖道外肿瘤:与腹膜后肿瘤、直肠及结肠肿瘤等鉴别。

5)转移性肿瘤:常与消化道转移性肿瘤相混淆。注意原发肿瘤的表现,转移性肿瘤常为双侧性,活动度好。必要时剖腹探查。

三、预防

1.定期防癌普查

30岁以上已婚妇女应每半年至1年进行一次妇科检查,以发现盆腔早期肿块。

2.及时处理盆腔肿块

卵巢实性肿块或囊性肿块直径>5cm,应及时手术切除。青春期前、绝经期后或正在使用类固醇避孕药的妇女卵巢增大,应考虑卵巢肿瘤的可能。不能明确诊断者,应及早行腹腔镜检查或剖腹探查。

四、治疗

1.良性肿瘤

采取手术治疗。手术时应注意如下几点:①年轻患者一侧卵巢肿瘤,可选择一侧附件切除术。若为成熟畸胎瘤或黏液性囊腺瘤,也可进行肿瘤剥出术。肿瘤切除后应立即剖开检查,必要时冷冻切片检查以排除恶性变。对侧卵巢也应仔细触摸检查,以防遗漏双侧性肿瘤,若外观正常,没有必要切开探查。双侧性肿瘤应做肿瘤剥出术。②绝经后患者即使为单侧肿瘤、子宫没有病变也应做全子宫及双侧附件切除术。③由于目前尚缺乏卵巢癌早期诊断方法,最近又有学者提出了预防性卵巢切除的问题。有些学者提倡:不论绝经与否,凡是50岁以上的子宫和附件的良性病变,均进行子宫及双侧附件切除术,术后使用激素替代治疗。④手术中除巨大囊肿可考虑穿刺放液外,提倡完整取出肿瘤。

2.恶性肿瘤

采用手术为主,辅以化疗、放疗等综合治疗方法。

(1)手术治疗:首次手术的彻底性是影响预后的重要因素。手术治疗的基本目标是首次手术后彻底切除肿瘤或尽量争取无大的残余病灶。Ⅰ期患者的手术步骤和范围为:①腹部正中直切口。②取腹水或腹腔冲洗液作细胞学检查。③全面探查盆、腹腔及多部位活检。④大网膜切除。⑤全子宫及双侧附件切除,骨盆漏斗韧带高位结扎。⑥盆腔及腹主动脉旁淋巴结清扫术或取样。Ⅱ期以上行肿瘤细胞减灭术,该手术是指在无法切净肿瘤的情况下,尽量切除肿瘤原发灶和转移灶,使肿瘤残留病灶直径在1.5～2cm以下,为术后的化、放疗创造有利条件。符合下列条件者可仅切除一侧附件以保留生育功能:①ⅠA期。②年轻未生育。③G_1级或为低度恶性肿瘤、生殖细胞肿瘤和性索间质肿瘤。④对侧卵巢剖视活检阴性。⑤"高危区域"(指子宫直肠陷窝、结肠侧沟、肠系膜、大网膜和腹膜后淋巴结)探查和活检阴性。⑥有随诊条件。⑦愿意生育后再次手术。

(2)化疗:是重要的辅助治疗方法。术前化疗对控制腹水和缩小病灶有一定的作用。除ⅠA期G_1级术后不需要辅助化疗外,其他患者术后均需辅助化疗。化疗也可用于不能手术的晚期病例,可缓解症状。常用药物有顺铂、卡铂、环磷酰胺、异环磷酰胺、阿霉素或表柔比星、依托泊苷、博来霉素、平阳霉素和紫杉醇。常采用以顺铂腹腔化疗为主的联合用药方法。早期患者一般采用3～6个疗程,晚期患者采用6个疗程或更多。

(3)放疗:无性细胞瘤对放疗高度敏感,颗粒细胞瘤对放疗中度敏感,上皮性癌低度敏感。手术残余瘤或淋巴结转移可作标记放疗,也可采用移动式带形照射技术。放射性核素^{32}P等可用于腹腔内灌注。

(4)各期卵巢癌的治疗。

五、早期卵巢癌的处理

在诊断为卵巢上皮癌的妇女中,大约有25%为Ⅰ或Ⅱ期。这些患者绝对有必要进行全面的手术分期,尤其是希望保留生殖和生育功能选择保守性手术者。腹膜活检包括盆腔和腹主动脉旁淋巴结评估和切除以及膈下的活检和横结肠下网膜切除术,对于确保有没有亚临床期的卵巢外病变都很重要。如果对侧卵巢外观正常,没有必要做对侧卵巢楔形切除活检,因为这可能会影响以后的生育。ⅠA期G_1级的患者单独手术治疗的治愈率较高,不需要辅助治疗。

ⅠA期,G_2或G_3级患者和ⅠB或ⅠC患者以及透明细胞癌的患者术后需辅助化疗。目前,对这些患者尚未能确定最有效的辅助治疗方案,但大多数中心推荐单独应用铂类化合物或与紫杉醇联合使用。常用的方案是卡铂(AUC 6,>1h静脉滴注)加紫杉醇(175mg/m^2,>3h静脉滴注),每28天1次,3~6个疗程。

六、晚期卵巢癌

大约75%卵巢上皮癌诊断时即为Ⅲ或Ⅳ期。如果患者全身情况允许,应首选剖腹探查,目的是切除尽可能多的瘤块。许多研究表明,最大限度的细胞减灭术是最关键的预后因素,独立影响其生存率。初次手术完成时残余病灶的数量最重要。某些首次瘤体减灭术不满意的患者,可在辅助化疗3~6个疗程后再行减灭术。影响生存率的重要预后因素有年龄、分期、组织类型和分级以及术后残余灶的大小。另外,其他意义不很明确但也可被认为是重要的影响预后的因素有原发肿瘤的体积和腹膜后淋巴结侵犯情况。

术后的联合化疗方案有多种。目前最常用的方案是顺铂75mg/m^2和紫杉醇135mg/m^2,24h静脉滴注,间隔21d,6个疗程,或者是卡铂(AUC 5)和紫杉醇175mg/m^2,3h内静脉滴注,间隔21d。不能耐受手术患者应考虑先化疗。

七、特殊病例

1.复发卵巢癌

很遗憾有相当多的患者治疗后会复发。如果复发发生在无病生存至少12个月以上,适合于再次手术和(或)化疗。如果在初次治疗中以顺铂为基础的化疗方案能对患者产生持久的效果,那么在再次治疗中应用卡铂应该会有良好的效果。对药物反应很差,或治疗与复发间隔少于6个月,或已应用以顺铂为基础的化疗等患者效果可能会很差。如果在初次治疗中没有使用紫杉醇,对顺铂耐药的患者应用紫杉醇可能有效。必须强调的是紫杉醇较昂贵,并有明显的毒性。由于临床完全缓解较少,因此在这些病例中必须认真考虑其治疗率。下列药物对部分患者可能有效:口服依托泊苷(VP16)、Topotecan(托普替康)、Gemcitabine(吉西他滨)和vinorelbine(长春瑞滨)。

2.低度恶性潜能上皮肿瘤(交界性肿瘤)

手术是这类肿瘤的基础。对要求保留生育能力者,如果术中发现对侧卵巢外观正常,单侧附件切除已足够。Ⅱ或Ⅲ期的交界性肿瘤,详细的种植组织学检查对判断其有无浸润很重要,需要更积极的治疗。

3.二次探查术

在卵巢癌处理上已很少需要利用二次探查术来评估治疗效果。如果初次手术没有进行全面分期的早期病例则有二次探查的指征。在一些对照、随机的临床试验中,二次探查术可用来评估治疗效果。

4.生殖细胞肿瘤

生殖细胞肿瘤是不常见的恶性肿瘤,多见于儿童和年轻妇女。一般的术前评估与上皮性卵巢癌相似。术前获取肿瘤标志物相当重要。年轻患者应采用保守性手术。除无性细胞瘤外,大多数生殖细胞肿瘤是单侧性的,即使证实有卵巢外病变也应该保留子宫和对侧卵巢,因为化疗常常可以治愈这些肿瘤。生育能力的保留对年轻患者很重要,全面的腹腔检查探明所有的卵巢外病变也很重要。如手术时有冰冻切片结果但诊断不很明确,那么应选择保守性手术,除非已经知道了准确的诊断。

5.无性细胞瘤

经过恰当的化疗无性细胞瘤的治愈率很高。手术多是为了诊断而非治疗。年轻患者要求保留生育能力则提倡保留子宫和一侧卵巢。除性腺发育不良外,初次治疗时单侧附件切除已足够。这类肿瘤有淋巴扩散的倾向,因此应该做仔细的盆腔和主动脉旁淋巴结评估。化疗是治疗这类肿瘤的基础。这类肿瘤对放疗也非常敏感。如果化疗失败或不考虑生育能力,可以应用放疗。

6.颗粒细胞瘤

成人型,属低度恶性肿瘤,可发生于任何年龄,高峰为 45～55 岁。能分泌雌激素。

八、预后

预后与临床分期、组织类型、细胞分化程度、年龄、治疗措施等有关。5 年生存率：Ⅰ期70％～80％，Ⅱ期以上只有40％左右。低度恶性肿瘤、残余瘤直径＜2cm者疗效较好。年老患者疗效较差。

九、随访

通过随访，可了解患者对治疗方案的直接反应，及早发现和迅速处理与治疗有关的并发症，早期发现未控制或复发病变以对治疗方案做适当的更改。一般是术后2年内每3个月随诊1次，第3～第5年每4～6个月复查1次，5年后每年复查1次。在治疗后第1年内应每3个月随访1次，以后逐渐拉大间隔到4个月和6个月，5年后则每年1次。随访时，必须包括病史、全身检查和盆腔检查，包括直肠盆腔检查。除非为了研究目的和有明显提示其升高外，不需常规检查肿瘤标志物。

十、并发症及其处理原则

1.蒂扭转

是妇科常见的急腹症。常发生于瘤蒂较长、中等大小、活动度大、重心偏于一侧的肿瘤。在突然改变体位或向同一方向连续转动后发生。肿瘤发生扭转后，可出现瘤内出血、坏死，易破裂和继发感染。典型的症状为突然发生的一侧下腹剧痛，伴恶心、呕吐甚至休克。双合诊可触及压痛的肿块，以蒂部最明显。严重者可有腹膜炎表现。确诊后应立即手术，术时应在扭转的蒂根部近子宫侧钳夹切断，将肿瘤与扭转的瘤蒂一并切除。钳夹前不可将肿瘤复位，以防栓子脱落造成栓塞。

2.破裂

可自发或受外伤后破裂。自发破裂多为肿瘤浸润性生长穿破囊壁所致。腹部受重击、分娩、性交、妇科检查用力过度、穿刺等可引起肿瘤破裂。肿瘤破裂后，囊内容物流入腹腔或肿瘤血管破裂造成腹腔内出血，可引起剧烈腹痛、恶心、呕吐、腹膜炎，甚至休克。检查可发现腹肌紧张、压痛、反跳痛或有腹水征，原来存在的肿块缩小或消失。确诊后应立即剖腹探查，切除肿瘤并彻底冲洗腹腔。

3.感染

多继发于肿瘤蒂扭转、破裂后，或者是邻近器官感染病灶的扩散。临床上除原有疾病的表现外，尚有发热、血白细胞增多等表现。严重者可出现腹膜炎。一般是先控制感染，然后手术治疗。若短期内感染难以控制，则先手术切除病灶，术后继续抗感染治疗。

4.恶变

肿瘤短期内迅速增大而固定,可伴有腹水等表现。确诊后应尽早手术治疗,并按恶性肿瘤处理。

十一、妊娠合并卵巢肿瘤

妊娠合并良性卵巢肿瘤比较常见,合并恶性肿瘤比较少见。早孕时若肿瘤嵌入盆腔,可能引起流产。中期妊娠时易并发蒂扭转,晚期妊娠时若肿瘤较大可导致胎位异常,分娩时肿瘤易发生破裂,肿瘤位置较低可阻塞产道导致难产。妊娠时盆腔充血,可使肿瘤迅速增大,并促使恶性肿瘤扩散。

妊娠合并卵巢肿瘤除非有并发症存在,否则症状一般不明显。早孕时妇科检查可以发现肿瘤,中期妊娠以后难以查到。需结合病史和 B 超等检查作出诊断。

早孕合并良性卵巢肿瘤,可等待至妊娠 3 个月后进行手术治疗以免诱发流产。术前、术后应安胎治疗。妊娠晚期发现者,可短期等待至足月行剖宫产,同时切除肿瘤。妊娠合并恶性肿瘤者,应尽早手术,治疗原则与非妊娠期相同。

第四章 月经失调

第一节 功能失调性子宫出血

功能失调性子宫出血,简称"功血",是由于生殖内分泌轴功能紊乱造成的异常子宫出血,而非生殖器官及全身器质性病变引起。分为无排卵型和有排卵型两大类。

一、无排卵型功能性子宫出血

常见于青春期及围绝经期女性。

(一)诊断依据

1.临床表现

(1)症状:常表现为月经紊乱,经期长短不一,经量或多或少,有时甚至会大量出血。可伴有乏力、心悸等贫血症状。

(2)体征:程度不等的贫血貌,妇科检查一般无特殊,子宫正常或稍大。

2.辅助检查

(1)血常规、出凝血时间及血小板、网织红细胞、尿常规、肝肾功能、胸片、红细胞沉降率检查。

(2)尿或血 hCG 检测除外妊娠相关疾病。

(3)激素测定:血 FSH、LH、PRL、E_2、P、T 及甲状腺功能(T_3、T_4、TSH),肾上腺皮质功能(血、尿皮质醇等)检查。

(4)基础体温(BBT)呈单相型,超声监测无卵泡生长,月经周期无孕激素的升高。

(5)诊断性刮宫子宫内膜病理学检查,多用于已婚者,可达到诊断与止血的目的。子宫内膜可表现出不同程度的增生性变化,少数呈萎缩性变化。

(6)B超除外生殖器其他病变。

(7)必要时做宫腔镜检查。

3.鉴别诊断

(1)生殖道器质性病变:阴道、宫颈恶性肿瘤,子宫肌瘤,子宫内膜癌,滋养细胞肿瘤等均可有阴道不规则出血,由病史、体格检查可以诊断,最终确诊依靠病理检查确诊。

(2)全身性疾病:如血液病、肝损害、甲状腺功能亢进或减退,肾上腺、垂体疾病等均可以引起阴道不规则出血。通过病史、体格检查及血液化验可以诊断。

(3)异常妊娠或妊娠并发症:如流产、宫外孕、葡萄胎、子宫复旧不良、胎盘残留、滋养细胞疾患等。

(4)性激素使用不当:患者近期有使用性激素史,使用不当可以引起阴道不规则出血。通过病史、体格检查及血液化验可以诊断。

(二)治疗

1.基本原则

(1)青春期功血:可止血、调整月经周期、促进下丘脑－垂体－卵巢功能轴周期性调节的建立及卵巢排卵。

(2)围绝经期功血:可止血、调整月经周期,近绝经期妇女行诱导闭经。

(3)生育年龄功血:可止血、调整月经周期,无排卵且有生育要求者促排卵治疗,有避孕要求者可用避孕药。

2.一般治疗

注意休息,加强营养,必要时给予宫缩药物、补血药物,严重贫血者酌情输血;长期出血者可加用抗生素。

3.止血

(1)性激素:①孕激素,也称"子宫内膜脱落法"或"药物刮宫",停药后短期即有撤退性出血,适用于血红蛋白＞80g/L、生命体征稳定的患者。②雌激素,也称"子宫内膜修复法",适用于出血时间长、量多,致血红蛋白＜80g/L的青春期患者。所有雌激素疗法在血红蛋白增加至90g/L以上均必须加用孕激素撤退。③复方短效口服避孕药,适用于长期而严重的无排卵出血。④孕激素内膜萎缩法,高效合成孕激素可使内膜萎缩,达到止血目的,此法不适用于青春期患者。

(2)刮宫术:对于绝经过渡期及病程长的育龄期患者应首先考虑使用刮宫术,对未婚无性生活史青少年仅适用于大量出血且药物治疗无效,需立即止血治疗或检查子宫内膜组织学患者。必要时行宫腔镜检查定点活检。

4.调整月经周期

采用上述方法达到止血目的后,因病因并未去除,停药后多数复发,需随后采取措施控制月经周期,防止功血再次发生。

5.手术治疗

药物治疗疗效不佳或不宜用药、无生育要求的患者,尤其是不易随访的年龄较大者及病理为癌前期病变或癌变者,应考虑手术治疗。如子宫内膜去除术和全子宫切除术。

二、有排卵型功能性子宫出血

多发生于生育年龄妇女,患者虽有排卵,但黄体功能有异常。

(一)黄体功能异常

1.诊断依据

症状与体征:如黄体萎缩不全,临床表现为经期延长,常在点滴出血后方有正式月经来潮,以后又常淋漓数日方净;如黄体功能不全,黄体期缩短,临床表现为周期缩短,经量可稍增多。黄体功能异常者常合并不孕或者流产。妇科检查常为正常。基础体温呈双相型,但高温相持续时间短,或上升慢,或下降缓慢。

2.治疗

如急性严重出血,可用止血法。如经前出血,出血前补充孕激素或 hCG,或诱导排卵以改善卵泡发育及黄体功能;如月经期长,周期第 5～7 日小剂量雌激素助修复,或诱导卵泡正常发育,或前周期黄体期用孕激素促内膜脱落。排除器质性疾病后,可采用口服避孕药治疗,尤其适用于有避孕需求的患者。

(二)围排卵期出血

1.诊断依据

月经中期少量出血 2～4d,妇科检查正常。

2.治疗

少量出血者不需治疗。如出血多,预计出血前补充小剂量雌激素。无生育要求者可用避孕药。

第二节　闭经

年龄大于 14 岁,第二性征未发育;或者年龄大于 16 岁,第二性征已发育,月经还未来潮者称为原发性闭经。正常月经周期建立后,月经停止 6 个月以上,或按自身原有月经周期停止 3 个周期以上称为继发性闭经。按生殖轴病变和功能失调的部位分为下丘脑性闭经、垂体性闭经、卵巢性闭经、子宫性闭经以及下生殖道发育异常性闭经。WHO 将闭经归纳为 3 种类型:①Ⅰ型无内源性雌激素产生,FSH 水平正常或低下,PRL 水平正常,无下丘脑—垂体器质性病变的证据。②Ⅱ型有内源性雌激素产生、FSH 及 PRL 水平正常。③Ⅲ型 FSH 升高,提示卵巢功能衰竭。

一、诊断依据

1.临床表现

(1)病史:包括月经史、婚育史、服药史、子宫手术史、家族史以及发病的可能起因和伴随症状,如环境变化、精神心理创伤、情感应激、运动性职业或过强运动、营养状况及有无头痛、溢乳等;对原发性闭经患者应了解青春期生长和发育进程。

(2)查体:①全身检查:包括智力、身高、体重、第二性征发育情况、有无发育畸形,有无甲状腺肿大,有无乳房溢乳,皮肤色泽及毛发分布。对原发性闭经、性征幼稚者还应检查嗅觉有无缺失。②妇科检查:内、外生殖器发育情况及有无畸形,已婚妇女可通过检查阴道及宫颈黏液了解体内雌激素的水平。

2.辅助检查

有性生活史的妇女出现闭经,必须首先排除妊娠。

(1)评估雌激素水平以确定闭经程度:①孕激素试验:黄体酮 20mg,肌内注射,每日 1 次,共 5d。停药后 2～7d 有撤药性出血者为阳性,表明体内雌激素达一定水平。停药后无撤退性出血者,可能为内源性雌激素水平低下或子宫病变所致闭经。②雌、孕激素试验:服用雌激素如戊酸雌二醇或 17β-雌二醇 2～4mg/d 或结合雌激素 0.625～1.25mg/d,连续 21d,最后 10d 加用孕激素。停药后如有撤退性出血者可排除子宫性闭经;停药后无撤退性出血者可确定子宫性闭经。

(2)激素水平测定:停用雌、孕激素类药物至少 2 周后行 FSH、LH、PRL、TSH 等激素水平测定,以协助诊断。肥胖或临床上存在多毛、痤疮等高雄激素血症体征时尚需测定血糖、胰岛素、雄激素(睾酮、硫酸脱氢表雄酮)、孕酮和 17-羟孕酮,以确定是否存在胰岛素抵抗、高雄激素血症或先天性 21-羟化酶缺陷等疾病。

(3)染色体检查:高促性腺激素性闭经及性分化异常者应进行染色体检查。

(4)血、尿常规,肝肾功能,红细胞沉降率,X 线胸片检查。

(5)基础体温测定以了解有无排卵。

（6）阴道脱落细胞成熟指数，测定卵巢激素水平，每日 1～2 次。

（7）子宫及子宫内膜检查：①诊断性刮宫：除外子宫畸形、宫腔粘连、子宫内膜结核，必要时取宫腔液做结核杆菌培养。②子宫－输卵管造影：了解子宫大小形态，输卵管是否通畅。③宫腔镜检查排除宫腔粘连等。

（8）超声检查：盆腔内有无占位性病变、子宫大小、子宫内膜厚度、卵巢大小、卵泡数目及有无卵巢肿瘤。

（9）影像学检查：蝶鞍断层、CT 冠状扫描（冠扫）、磁共振等，除外颅内肿瘤及空蝶鞍综合征等；有明显男性化体征者，还应行卵巢和肾上腺超声或 MRI 检查，以排除肿瘤。

二、治疗

1.病因治疗

部分患者去除病因后可恢复月经。如神经、精神应激起因的患者应进行有效的心理疏导；低体重或因过度节食、消瘦所致闭经者应调整饮食、加强营养；运动性闭经者应适当减少运动量及训练强度；对于下丘脑（颅咽管肿瘤）、垂体肿瘤（不包括分泌 PRL 的肿瘤）及卵巢肿瘤引起的闭经，应用手术去除肿瘤；含 Y 染色体的高促性腺激素性闭经，其性腺具恶性潜能，应尽快行性腺切除术；因生殖道畸形致经血引流障碍而引起的闭经，应手术矫正使经血流出通畅。

2.雌激素和（或）孕激素治疗

对青春期性幼稚及成人低雌激素血症所致的闭经，应采用雌激素治疗。用药原则如下：对青春期性幼稚患者，在身高尚未达到预期高度时，治疗起始应从小剂量开始，如 17β-雌二醇或戊酸雌二醇 0.5mg/d 或结合雌激素 0.3mg/d；在身高达到预期高度后，可增加剂量，如 17β-雌二醇或戊酸雌二醇 1～2mg/d 或结合雌激素 0.625～1.25mg/d，促进性征进一步发育。待子宫发育后，可根据子宫内膜增殖程度定期加用孕激素或采用雌、孕激素序贯周期疗法。成人低雌激素血症闭经者则先采用 17β-雌二醇或戊酸雌二醇 1～2mg/d 或结合雌激 0.625mg/d，以促进和维持全身健康和性征发育。待子宫发育后，同样需根据子宫内膜增殖程度定期加用孕激素或采用雌、孕激素序贯周期疗法。青春期女性的周期疗法建议选用天然或接近天然的孕激素，如地屈孕酮和微粒化黄体酮，有利于生殖轴功能的恢复。有雄激素过多体征的患者，可采用含抗雄激素作用的孕激素配方制剂。对有一定水平的内源性雌激素的闭经患者，则应定期采用孕激素治疗，使子宫内膜定期脱落。

3.针对疾病病理、生理紊乱的内分泌药物治疗

根据闭经的病因及其病理、生理机制,采用有针对性的内分泌药物治疗,以纠正体内紊乱的激素水平,从而达到治疗目的。如对肾上腺皮质增生(CAH)患者应采用糖皮质激素长期治疗;对有明显高雄激素血症体征的 PCOS 患者,可采用雌、孕激素联合的口服避孕药治疗;对合并胰岛素抵抗的 PCOS 患者,可选用胰岛素增敏剂治疗。上述治疗可使患者恢复月经,部分患者可恢复排卵。

4.诱发排卵

对于无内源性雌激素产生的低促性腺激素的闭经者,在采用雌激素治疗促进生殖器官发育,待子宫内膜获得对雌、孕激素的反应后,可采用尿促性腺激素(HMG)联合 hCG 治疗,促进卵泡发育及诱发排卵。由于可能导致卵巢过度刺激综合征(OHSS),故使用促性腺激素诱发排卵时必须由有经验的医师,在有 B 超和激素水平监测的条件下用药;对于 FSH 和 PRL 水平正常的闭经患者,由于患者体内有一定水平的内源性雌激素,可首选枸橼酸氯米芬作为诱发排卵药物;对于 FSH 水平升高的闭经患者,由于其卵巢功能衰竭,不建议采用促排卵药物治疗。

5.辅助生育治疗

对于有生育要求,诱发排卵后未成功妊娠,或合并输卵管问题的闭经患者,或男方因素不孕者可采用辅助生殖技术治疗。

第三节 多囊卵巢综合征

多囊卵巢综合征(PCOS)是以持续性无排卵、高雄激素或胰岛素抵抗为特征的内分泌紊乱的症候群。

一、诊断依据

目前仍推荐使用 2003 年欧洲人类生殖与胚胎学会和美国生殖医学会专家会议推荐的标准。

1.稀发排卵或无排卵

(1)初潮 2～3 年不能建立规律月经;闭经;月经稀发,即周期≥35d 及每年≥3 个月不排卵者(WHO Ⅱ类无排卵)。

(2)月经规律并不能作为判断有排卵的证据。

(3)基础体温(BBT)、B 超监测排卵、月经后半期孕酮测定等方法有助于判断

是否有排卵。

2.雄激素水平升高

临床表现:痤疮(复发性痤疮,常位于额、双颊、鼻及下颌等部位)、多毛(上唇、下颌、乳晕周围、下腹正中线等部位出现粗硬毛发);雄激素水平升高的指标:总睾酮、游离睾酮指数或游离睾酮水平高于实验室参考正常值。

3.卵巢多囊性改变

一侧或双侧卵巢中直径 $2\sim9\mathrm{mm}$ 的卵泡≥12个,和(或)卵巢体积≥10mL。

上述 3 条中符合 2 条,并排除其他致雄激素水平升高的病因,包括先天性肾上腺皮质增生、库欣综合征、分泌雄激素的肿瘤等,以及其他引起排卵障碍的疾病,如高催乳素血症、卵巢早衰和垂体或下丘脑性闭经以及甲状腺功能异常。

二、治疗

1.有生育要求患者的治疗

治疗目的:促使无排卵的患者达到排卵及获得妊娠。

(1)基础治疗:生活方式调整、戒烟、戒酒,肥胖患者通过低热量饮食和耗能锻炼减轻体重。

(2)降低 LH 水平和雄激素水平:用短效避孕药或螺内酯等,首选含醋酸环丙孕酮或屈螺酮的避孕药。

(3)改善胰岛素抵抗状态:可应用胰岛素增敏剂。

(4)促排卵治疗:①克罗米芬为一线促排卵治疗。从自然月经或撤退出血的第 5d 开始,50mg/d,共 5d,如无排卵则每周期增加 50mg/d,直至 150mg/d。②对克罗米芬抵抗或无效的患者可使用促性腺激素类药物,注意预防多胎妊娠和卵巢过度刺激综合征。

(5)手术治疗:主要为腹腔镜下卵巢打孔术,主要用于克罗米芬抵抗或无效、因其他疾病需腹腔镜检查盆腔、随诊条件差、不能进行促性腺激素治疗监测者,建议选择体重指数(BMI)≤34kg/m² ,LH>10U/L,游离睾酮水平高的患者作为治疗对象。

(6)体外受精-胚胎移植:适用于以上方法促排卵治疗失败的患者。

2.无生育要求患者的治疗

近期目标为调整月经周期,治疗多毛和痤疮,控制体重;远期目标为预防糖尿病、子宫内膜癌、心血管疾病。

(1)基础治疗:生活方式调整、戒烟、戒酒,肥胖患者通过低热量饮食和耗能锻炼减轻体重。

(2)调整月经周期:①口服避孕药适用于高雄激素血症或有高雄激素表现的患者。可使用各种短效口服避孕药,含醋酸环丙孕酮或屈螺酮的避孕药为首选。②孕激素:适用于无明显高雄激素临床和实验室表现及无明显胰岛素抵抗的无排卵患者,可单独采用定期孕激素治疗,以恢复月经。从月经周期后半期加孕激素,至少2个月撤退出血1次。

(3)胰岛素抵抗的治疗:可应用胰岛素增敏剂。

第四节　高催乳素血症

各种原因引起的外周血清催乳素水平持续高于正常值的状态,＞1.14nmol/L或25μg/L,称为高催乳素血症。

一、诊断依据

1.病史

需要有针对性地从高催乳素血症的生理性、病理性和药理性原因这三方面了解患者相关的病史。应询问患者的月经史、分娩史、手术史和既往病史,有无服用相关药物史,采血时有无应激状态(如运动、性交、精神情绪波动或盆腔检查)等。

(1)服药史:某些镇静药物如吩噻嗪、抗高血压药物利血平、α-甲基多巴、镇吐药甲氧氯普胺(胃复安),长期服用雌激素或避孕药等。

(2)内分泌疾病史:如甲状腺功能减退、肢端肥大症、多囊卵巢综合征、雌激素持续性升高及肾功能不全等。

(3)外伤手术史:胸壁外伤或手术。

2.临床表现

(1)月经改变和不孕不育:表现为功能失调性子宫出血、月经稀发或闭经及不孕症。

(2)溢乳:在非哺乳期出现乳头水样或乳汁样分泌物,自然流出或检查时发现,多为双侧性分泌,也可为单侧性。

(3)垂体腺瘤的压迫症状:头痛、视力下降、视野缺损和其他颅神经压迫症状、癫痫发作、脑脊液鼻漏等。少数患者发生急性垂体卒中,表现为突发剧烈头痛、呕吐、视力下降、动眼神经麻痹等神经系统症状,甚至有蛛网膜下腔出血、昏迷等危象。

(4)其他:体重增加、进行性的骨痛、骨密度减低、骨质疏松。少数患者可出现多毛、脂溢性皮炎及痤疮等多囊卵巢综合征表现。

3.查体

(1)挤压乳房可见水样或乳汁样分泌物。

(2)妇科查体:宫颈黏液少,子宫可缩小。

4.辅助检查

(1)包括妊娠试验、垂体及其靶腺功能(TSH、T_3、T_4、PRL 等)、肝肾功能等,根据病史选择进行。

(2)影像学检查:蝶鞍区摄片、CT 扫描或 MRI 检查确定以排除或确定是否存在压迫垂体柄或分泌催乳素的颅内肿瘤及空蝶鞍综合征等。

(3)视野检查:以了解视神经受压迫情况。垂体肿瘤者可见视野缩小,重者双侧偏盲或一眼全盲。

二、治疗

治疗目标是控制高催乳素血症、恢复女性正常月经和排卵功能、减少乳汁分泌及改善其他症状,如头痛和视功能障碍等。

1.病因治疗

原发病因明确者首先对症治疗,原发病变控制后催乳素随之下降,月经恢复。

2.观察随访

对无生育要求、无肿瘤证据、无临床表现、仅催乳素升高的患者可观察随访。每半年至一年测催乳素,每 1~2 年随诊 CT 或 MRI 检查。

3.药物治疗

药物治疗主要包括麦角碱衍生物。

(1)溴隐亭:应由小剂量开始,一般每日 2.5~5mg,可降低催乳素水平,抑制溢乳,恢复排卵,但少数患者需每日 12.5mg 才见效。阴道用药可避免口服用药的不良反应。有垂体肿瘤的患者应长期用药,酌情定期做 MRI 检查。

(2)喹高利特:高选择性多巴胺 D_2 受体激动剂,抑制催乳素的作用更强大而不良反应相对减少,作用时间更长。

4.手术治疗

主要适用于:①药物治疗无效或效果欠佳者。②药物治疗反应较大不能耐受者。③巨大垂体腺瘤伴有明显视力、视野障碍,药物治疗一段时间后无明显改善者。④侵袭性垂体腺瘤伴有脑脊液鼻漏者。⑤拒绝长期服用药物治疗者。

5.放射治疗

主要适用于:①大的侵袭性肿瘤、术后残留或复发的肿瘤。②药物治疗无效或不能耐受药物治疗不良反应的患者。③有手术禁忌或拒绝手术的患者以及部分不愿长期服药的患者。

6.高催乳素血症患者妊娠的相关处理

基本的原则是将胎儿对药物的暴露限制在尽可能少的时间内。妊娠期一旦发现视野缺损或海绵窦综合征,立即加用溴隐亭,可望在 1 周内改善、缓解。若不见好转,应考虑手术治疗。妊娠期间肿瘤再次增大者给予溴隐亭仍能抑制肿瘤生长,但整个孕期需持续用药直至分娩。对溴隐亭没有反应及视力视野进行性恶化时应该经蝶鞍手术治疗并尽早终止妊娠(妊娠接近足月时)。

7.女性 HPRL 患者的不孕不育相关治疗

药物治疗 HPRL 正常后仍无排卵者,采用促排卵治疗。

第五节　卵巢早衰

卵巢早衰(POF)指妇女在 40 岁以前发生以血清促性腺激素升高和低雌激素水平为特征的疾病,临床表现为原发性或继发性闭经、不孕、性欲减退、更年期综合征等一系列症状的疾病。

一、诊断依据

1.临床表现

(1)年龄在 40 岁以前除外妊娠,闭经 4 个月或以上。绝大多数在进入持续闭经前一段时间月经紊乱,表现为月经稀发、月经过少,少数突然闭经。

(2)伴有潮热、出汗、烦躁、激动、失眠等更年期表现及不孕、性欲减退等症状。

(3)妇科检查可见阴道缺乏雌激素作用,病程久则阴道、子宫颈呈萎缩状,子宫亦可萎缩、变小。

2.辅助检查

(1)卵泡期:(月经第 2～4 日)抽血至少 2 次(其中间隔至少 1 个月),血清促性激素 FSH>40U/L,雌二醇<30ng/L。

(2)超声检查:多数卵巢早衰患者盆腔超声显示卵巢和子宫缩小,卵巢中无卵泡。

(3)骨密度测定:卵巢早衰患者可有低骨量和骨质疏松症表现。

(4)自身免疫指标和内分泌指标测定:对可疑自身免疫性疾病患者应检查自身抗体、红细胞沉降率、免疫球蛋白、类风湿因子等。有临床指征时,可进行甲状腺功能(血甲状腺激素、促甲状腺素)、肾上腺功能(血及尿皮质醇、血电解质)、甲状旁腺功能(甲状旁腺素)及血糖指标的测定。

(5)染色体核型分析年轻、体矮者可能有 X 染色体异常,如 X 单体、结构异常、嵌合体或三体等。

二、治疗

(1)激素补充治疗多用雌、孕激素序贯疗法。雌激素口服 21d,在服药的末 7～10d 加用孕激素制剂。

(2)增强体质,补充钙剂,增加锻炼和多晒阳光。

(3)诱发排卵适用于年轻、未孕且不能排卵(一过性)的高促性腺素闭经者,给予序贯疗法 3～6 个月后停药,观察月经恢复情况。亦可于观察期试诱发排卵。若未恢复排卵可重复激素补充治疗。

第六节　原发性痛经

原发性痛经指月经前、月经后或行经期间的下腹部疼痛、坠胀、腰酸或其他不适,程度较重以致影响工作和生活,而生殖器官和盆腔无器质性病变者。本病的发生主要与月经时子宫内膜合成释放前列腺素增加有关,也受精神、神经因素影响。思想焦虑、恐惧以及生化代谢物质均可通过中枢神经系统影响盆腔痛觉神经。

一、诊断依据

1.临床表现

(1)常见于青少年期,原发性痛经常发生于有排卵月经,因此一般在初潮后前

1～2年尚无症状或仅有轻度不适。

(2)严重的痉挛性疼痛多发生于初潮1～2年后的青年女性。如一开始出现规律性痛经或迟至25岁后发生痉挛性痛经,均应考虑有其他异常情况存在。

(3)下腹疼痛往往为痉挛性或绞窄性,但亦可能为持续的钝性疼痛及放射至腰背部或腿部。疼痛可于月经前或月经来潮时开始,24h后达高峰,往往2d后平息。

(4)有时有内膜管型(膜性痛经)或血凝块排出。

(5)常见有头痛、恶心、便秘或腹泻及尿频。有时可伴有面色苍白、四肢厥冷、乏力、畏寒等症状。偶有晕厥及虚脱。

(6)经常在分娩后自行消失,或在婚后随年龄增长逐渐消失。

(7)腹部及妇科检查一般无异常发现,有时可有子宫轻度压痛。

2.辅助检查

(1)超声检查:了解盆腔、子宫、卵巢情况,除外器质性病变。

(2)分泌物及激素水平检查,除外明显内分泌异常。

(3)探针探查:除外宫颈口狭窄、粘连。

(4)子宫输卵管造影或通液:除外宫腔病变。

(5)宫腔镜检查:除外子宫内膜及宫腔异常情况。

二、治疗

(1)一般治疗:进行必要的解释工作,帮助患者打消顾虑,树立信心。痛经时可卧床休息或热敷下腹部。注意经期卫生。

(2)前列腺素合成酶抑制剂:如布洛芬、吲哚美辛片剂、甲芬那酸等,每片25mg,每日2～4次,口服;或吲哚美辛栓剂25mg,每次1/3～1/2枚,置于肛门内。如药物在经前24～48h开始应用,并持续至经后2d,可能更有效。

(3)如果疼痛影响生活且无妊娠要求,可用低剂量雌-孕激素的口服避孕药来抑制排卵。

(4)必要时可应用镇吐药物,充足的休息与睡眠有助于缓解痛经,日常运动可能有帮助。

(5)钙通道阻滞剂:经前预防性服用每次5～10mg,每日3次,服用3～7d,或疼痛时服用10mg。

(6)催产素拮抗剂,竞争性抑制催产素和血管加压素受体,可以有效缓解痛经。

(7)维生素B_6:维生素B_6可调整中枢神经系统功能,含量增高可引起肌肉松弛,降低子宫平滑肌张力,从而减轻痛经。

（8）解痉镇静剂:常选用阿司匹林类、阿托品、山莨菪碱、氯丙嗪等,痛经出现时开始使用,可取得较好的镇痛效果。若出现疼痛性休克者,可选用吗啡或哌替啶肌内注射,应尽量避免重复使用,以免导致成瘾性。

（9）中药治疗。

第七节　围绝经期综合征

围绝经期综合征指因雌激素水平波动或下降所致的一系列躯体及精神心理症状,多发生于45～55岁。

一、诊断依据

1.临床表现

（1）40岁以上女性,或有明确手术或放射线破坏卵巢病史。

（2）月经的变化,主要为月经周期延长、周期不规律或不规则淋漓出血,部分患者会出现月经量明显增多。

（3）泌尿生殖系统变化,会有盆底松弛、乳房下垂、阴道黏膜变薄、皱襞消失、分泌物减少、性交疼痛,有时出现尿频、尿急、尿失禁等症状。

（4）血管舒缩症状,表现为潮热、出汗、心悸、眩晕等症状,发作次数不等,持续数秒至数分钟。

（5）神经精神症状,常有焦虑、抑郁、激动,喜怒无常、脾气暴躁、记忆力下降、注意力不集中、失眠多梦等。

（6）骨质疏松,绝经后妇女约有25%患骨质疏松症,腰酸背痛、腿抽筋、肌肉关节疼痛等。

（7）脂代谢异常、动脉粥样硬化、心脑血管疾病。

2.辅助检查

（1）常规血液检查:血、尿常规,肝肾功能,血脂等检查。

（2）血激素测定:FSH、LH升高或正常,E_2下降。

（3）骨密度检测。

（4）神经焦虑程度评分。

（5）心脑血管B超检查,必要时做CT或MRI检查。

二、治疗

1.一般治疗

(1)学习保健知识,保持乐观情绪,定期妇科体检。

(2)食用含钙高的食物,如牛奶、豆制品、鱼、虾、蟹、芝麻等,或适量补充钙剂和维生素 D,增加户外活动,进行适宜自身的体育锻炼,可以有效地延缓骨质疏松的进程。

(3)焦躁、失眠、忧虑等症状明显者,除解释和安慰,可适当加用地西泮 2.5～5mg,每日 2～3 次,口服;或谷维素 10～30mg,每日 3 次,口服,必要时可加用中药治疗。

(4)给予维生素 B_6、维生素 A。

2.激素治疗

(1)激素补充治疗是有效改善症状、提高生活质量的方法,但应在医生的指导和严密监控下使用。

(2)雌激素可有效改善症状,防止骨钙丢失,为防止子宫内膜持续增生,可定期加用孕激素治疗。

第五章　妊娠分娩常规操作技术

第一节　剖宫产后再次妊娠阴道分娩

近年来,初次剖宫产率已经增加,导致剖宫产术后再次妊娠的孕妇增多,剖宫产后再次妊娠究竟选择阴道分娩还是剖宫产,一直是产科同仁争论的问题,其焦点是瘢痕子宫能否承受产程中的宫腔压力而不破裂。近年来随着医疗技术的提高、监护手段的改善以及子宫下段剖宫产的普及,剖宫产后再次妊娠阴道分娩的人数逐渐增多。剖宫产后只要严格掌握阴道试产的适应证和禁忌证,提倡阴道分娩。

一、诊断与鉴别诊断

1.B 超检查

评估胎儿大小,子宫下段瘢痕厚度。厚度≤3mm,子宫破裂风险大。

2.胎儿电子监护

排除胎儿窘迫,及时发现胎心变化。

3.血胆汁酸检查

排除妊娠期肝内胆汁淤积症。

4.血常规,血型,血交叉检查

为急症剖宫产做好准备。

二、适应证与禁忌证

(一)适应证

(1)前次剖宫产术为子宫下段切口,术中无切口撕裂,且术后切口愈合好,无感染。

(2)前次剖宫产距此次妊娠时间2年以上。

(3)前次剖宫产指征不再存在,未出现新的剖宫产指征。

(4)此次妊娠具备经阴道分娩条件,分娩诸因素不存在异常情况。

(5)试产过程中产程过程顺利。

(6)胎死宫内或胎儿有严重畸形者。

(7)有较好的医疗监护设备,具备随时输血、手术和抢救的条件。

(二)禁忌证

(1)前次剖宫产指征依然存在,对前次剖宫产指征为骨盆狭窄,术式为子宫体部切口者,或术式为下段切口有切口撕伤,或术后感染愈合不良者,均需行剖宫产终止妊娠。

(2)前次剖宫产为古典式、T形子宫切口,或虽为子宫下段切口但愈合不良或切口感染。

(3)有子宫破裂史。

(4)此次妊娠距前次手术不足2年。

(5)有2次以上剖宫产史。

(6)本次妊娠有明显的产科指征。

(7)有严重内科合并症或产科并发症,多胎妊娠。

(8)试产失败先兆子宫破裂。

(9)高龄产妇,前次剖宫产未经阴道试产。

(10)不具备抢救急症患者的条件。

三、操作方法及技巧

(1)严密观察产程,及时发现胎儿窘迫及先兆子宫破裂。

(2)对高危孕妇做好开放静脉通道,配血备用,连续胎心电子监护,有条件的医院做宫内压力测定,手术、麻醉人员随时待命。

(3)阴道试产过程中缩宫素的应用有争论。在产程中宫缩乏力,可小心使用,必须有专人监护产程,控制缩宫素滴速,严密观察血压、脉搏、宫缩频率及强度,注意子宫形态,观察子宫下段有无压痛,以及胎心与羊水性状,尿液色泽,如出现异常症状必须立即停止滴注缩宫素。

(4)在试产过程中要由专人严密观察,观察孕妇腹部形态及子宫下段有无压痛,要勤听胎心音,一旦发现先兆子宫破裂,应停止试产,立即行剖宫产术结束分娩。

（5）产后常规行宫腔检查，了解子宫下段瘢痕有无裂开，如有裂开，要及时剖腹行子宫修补术，并观察尿液色泽、阴道分泌物情况，如有异常及时处理。

（6）必须经过孕妇及其家属同意签字后，在严密监护下行阴道分娩。

四、病情与疗效评价

（1）前次剖宫产时间、指征、术后恢复情况。

（2）本次妊娠有无合并症及并发症。

（3）子宫下段厚度。

第二节　引产与催产

一、引产

引产是指在自然临产前通过机械的或药物的方法刺激子宫规律宫缩的方法使产程发动，达到分娩的目的。引产是产科一个重要而又常见的处理手段。是处理高危妊娠最常用的手段之一，主要是为了使胎儿尽早脱离不良的宫内环境，解除与缓解孕妇合并症或并发症所采取的一种措施。引产是否成功主要取决于宫颈成熟度。但如果应用不得当，将危害母儿健康，对母儿都存在潜在的风险，如增加剖宫产率、胎儿窘迫发生率等。因此，应严格掌握引产的指征、规范操作，以减少并发症的发生。

（一）诊断与鉴别诊断

1.B超检查

了解胎儿大小、羊水量、胎盘位置。

2.胎儿电子监护

排除胎儿窘迫。

3.血胆汁酸检查

排除妊娠期肝内胆汁淤积症。

4.宫颈评分

了解宫颈位置、容受度、质地、先露，宫口是否扩张，公认的评估成熟度常用的方法是 Bishop 评分法,评分≥6 分提示宫颈成熟。评分越高,引产成功率越高。评分<6 分提示宫颈不成熟,需要促宫颈成熟。

(二)适应证与禁忌证

1.适应证

(1)延期妊娠(妊娠已达 41 周仍未临产者)或过期妊娠。

(2)母体疾病,如严重的糖尿病、高血压、肾病等。

(3)胎膜早破未临产者。

(4)胎儿因素,如可疑胎儿窘迫、胎盘功能不良等。

(5)死胎及胎儿严重畸形。

2.禁忌证

(1)绝对禁忌证:孕妇严重合并症及并发症,不能耐受阴道分娩者,如以下几方面。①子宫手术史,主要是指古典式剖宫产术、未知子宫切口的剖宫产术、穿透子宫内膜的肌瘤剔除术、子宫破裂史等。②前置胎盘和前置血管。③明显头盆不称。④胎位异常,横位,初产臀位估计不能经阴道分娩者。⑤宫颈浸润癌。⑥某些生殖道感染性疾病,如疱疹感染活动期。⑦未经治疗的获得性免疫缺陷病毒感染者。⑧对引产药物过敏者。⑨生殖道畸形或有手术史,软产道异常,产道阻塞,估计经阴道分娩困难者。⑩严重胎盘功能不良,胎儿不能耐受阴道分娩。⑪脐带先露或脐带隐性脱垂。

(2)相对禁忌证:①子宫下段剖宫产史。②臀位。③羊水过多。④双胎或多胎妊娠。⑤经产妇分娩次数≥5 次者。

(三)操作方法及技巧

1.引产前准备

(1)严格掌握引产指征。

(2)仔细核对预产期,防止人为的早产和不必要的引产。

(3)判断胎儿成熟度:如果胎肺未成熟,如情况许可,尽可能先促胎肺成熟后再引产。

(4)详细检查骨盆大小、胎儿大小、胎位、头盆关系等,排除阴道分娩禁忌证。

(5)在引产前应行胎心监护和超声检查,了解胎儿宫内状况。

(6)妊娠合并内科疾病及产科并发症者,在引产前,充分估计疾病严重程度及经阴道分娩的风险,并进行相应检查,制定详细的防治方案。

(7)医护人员应熟练掌握各种引产方法及其并发症的早期诊断和处理,要严密观察产程,做好详细记录,引产期间需配备有阴道助产及剖宫产的人员和设备。

2.促宫颈成熟的方法

(1)前列腺素制剂促宫颈成熟:如果宫颈评分<6分,则应进行促宫颈成熟治疗。常用的促宫颈成熟的药物主要是前列腺素制剂。目前临床使用的前列腺素制剂有:PGE_2制剂,如阴道内栓药(可控释地诺前列酮栓);PGE_1类药,如米索前列醇。

1)可控释地诺前列酮栓:是一种可控制释放的前列腺素 E_2 制剂,含有 10mg 地诺前列酮,以 0.3mg/h 的速度缓慢释放,需低温保存。

优点:可以控制药物释放,在出现宫缩过强或过频时能方便取出。

应用方法:外阴消毒后将可控释地诺前列酮栓置于阴道后穹隆深处,将其旋转 90°,使栓剂横置于阴道后穹隆,宜于保持原位。在阴道外保留 2～3cm 终止带以便于取出。在药物置入后,嘱孕妇平卧位 20～30min 以利于吸水膨胀。2h 后复查,仍在原位后可活动。

出现以下情况时应及时取出。①临产。②放置 12h 后。③如出现过强和过频宫缩、过敏反应或胎心率异常时。④如取出后宫缩过强、过频仍不缓解,可使用宫缩抑制药。

2)米索前列醇:是一种人工合成的前列腺素 E_1 类似物,有 $100\mu g$ 和 $200\mu g$ 两种片剂。实用米索前列醇促宫颈成熟具有价格低、性质稳定易于保存、作用时间长等优点,尤其适合基层医疗机构应用。

中华医学会妇产科学分会产科学组成员与相关专家经过多次讨论,制定米索前列醇在妊娠晚期促宫颈成熟的应用常规如下。①用于妊娠晚期需要引产而宫颈条件不成熟的孕妇。②每次阴道内放药剂量为 $25\mu g$,放药时不要将药物压成碎片。如 6h 后仍无宫缩,在重复使用米索前列醇前应做阴道检查,重新评估宫颈成熟度,了解原放置的药物是否溶化、吸收。如未溶化和吸收者则不宜再放。每日总量不得超过 $50\mu g$,以免药物吸收过多。③如需加用缩宫素,应该在最后一次放置米索前列醇后 4h 以上,并阴道检查证实药物已经吸收。④使用米索前列醇者应在产房观察,监测宫缩和胎心率,一旦出现宫缩过强或过频,应立即进行阴道检查,并取出残留药物。⑤有剖宫产史或子宫手术史者禁用。

应用前列腺素制剂促宫颈成熟的注意事项:①孕妇患有心脏病、急性肝肾疾病、严重贫血、青光眼、哮喘、癫痫者禁用。②有剖宫产史和其他子宫手术史者禁用。③主要的不良反应是宫缩过频、过强,要专人观察和记录,发现宫缩过强或过频及胎心率异常者及时取出阴道内药物,必要时使用宫缩抑制药。④已临产者应及时取出促宫颈成熟度药物。

(2)机械性促宫颈成熟:包括低位水囊、Foley 导管、海藻棒等,需要在阴道无感染及胎膜完整时才可使用。主要是通过机械刺激宫颈管,促进宫颈局部内源性前列腺素合成与释放从而促进宫颈软化、成熟。

优点:与前列腺素制剂相比,成本低,室温下稳定,宫缩过频的风险低。缺点:有潜在的感染、胎膜早破、子宫颈损伤的可能。

在宫颈条件不成熟的引产孕妇中,研究已经证实,机械性宫颈扩张器促宫颈成熟的有效性,与单独使用缩宫素相比,可降低剖宫产率。在宫颈不成熟的孕妇中,使用缩宫素引产前放置 Foley 导管可显著缩短临产时间,降低剖宫产率。目前,尚无足够的研究进行机械方法与前列腺素制剂促宫颈成熟有效性的比较,与 Foley 导管相比,应用前列腺素制剂可能增加宫缩过频(伴或不伴胎心率改变)的风险。

3.缩宫素静脉滴注引产

小剂量静脉滴注缩宫素为安全、常用的引产方法,但在宫颈不成熟时,引产效果不好。其特点是:可随时调整用药剂量,保持生理水平的有效宫缩,一旦发生异常可随时停药,缩宫素作用时间短,半衰期为 5~12min。

(1)引产方法:静脉滴注缩宫素推荐使用低剂量,最好使用输液泵。起始剂量为 2.5mU/min,根据宫缩调整滴速,一般每隔 30min 调整一次,直至出现有效宫缩。有效宫缩的判定标准为 10min 内出现 3 次宫缩,每次宫缩持续 30~60s。最大滴速一般不得超过 10mU/min,如达到最大滴速,仍不出现有效宫缩可增加缩宫素浓度。增加浓度的方法是以 5%葡萄糖注射液 500mL 中加 5U 缩宫素即 1%缩宫素浓度,相当于每毫升液体含 10mU 缩宫素,先将滴速减半,再根据宫缩情况进行调整,增加浓度后,最大增至 20mU/min,原则上不再增加滴速和浓度。

(2)注意事项。

1)要专人观察宫缩强度、频率、持续时间及胎心率变化并及时记录,调好宫缩后行胎心监护。破膜后要观察羊水量及有无胎粪污染及其程度。

2)警惕过敏反应。

3)禁止肌内注射、皮下穴位注射及鼻黏膜用药。

4)用量不宜过大,以防止发生水中毒。

5)宫缩过强及时停用缩宫素,必要时使用宫缩抑制药物。

4.人工破膜术引产

用人工的方法使胎膜破裂,引起前列腺素和缩宫素释放,诱发宫缩。适用于宫颈成熟的羊水过多孕妇。缺点是可能引起脐带脱垂或受压、母婴感染、前置血管、破裂和胎儿损伤。不适用于初产头浮的孕妇。破膜前要排除阴道感染。应在宫缩间歇期破膜,以避免羊水急速流出引起脐带脱垂或胎盘早剥。破膜前后要听胎心、破膜后需观察羊水性状和胎心变化情况。单纯应用人工破膜术效果不好时,可加用缩宫素静脉滴注。

5.足月妊娠胎膜早破孕妇的引产

目前,较大样本量的随机对照研究发现,缩宫素引产缩短了胎膜早破到分娩之间的时间,也减少了绒毛膜羊膜炎、产褥病率以及新生儿抗生素的应用,未增加剖宫产率和新生儿感染率。一项包括 6814 例足月妊娠胎膜早破孕妇的数据分析将使用前列腺素制剂或缩宫素引产与期待疗法对比,结果发现,前者患绒毛膜羊膜炎或子宫内膜炎的风险明显下降,入住新生儿 ICU(NICU)的新生儿数也明显下降。因此,建议对于未临产的足月妊娠孕妇胎膜早破 2h 以上未临产且无明显规律宫缩者,入院后使用小剂量缩宫素静脉滴注尽早引产,以减少绒毛膜羊膜炎的风险。静脉滴注过程中应加强监护。

6.特殊情况下的引产

特殊情况包括母体存在瘢痕子宫、前置胎盘、胎盘早剥、妊娠中期要求终止妊娠、胎死宫内及严重胎儿畸形者,引产应在具备相应条件的医疗机构进行。引产前应充分了解病情及引产适应证,除外禁忌证,术前应充分知情告知患者及其家属。

(1)主要方法。

1)利凡诺引产术:适用于妊娠 14~27 周要求终止妊娠而无禁忌证者,以及妊娠 27 周后产前诊断发现胎儿具有致死性畸形者。同时要严格掌握禁忌证:①有急慢性肝肾疾病及肝肾功能不全者。②各种急性感染性疾病。③全身状态不佳,如严重贫血、心力衰竭或凝血功能障碍。④术前有两次体温在 37.5℃ 以上者。子宫壁有手术瘢痕、宫颈有陈旧性裂伤、子宫发育不良者慎用。

在引产过程中应密切观察患者有无不良反应、体温及宫缩等情况,10%~20% 的孕妇在应用利凡诺后 24~48h 体温一过性上升达 37.5℃,1% 超过 38℃,偶有达到 39℃ 以上者。大多数不需处理,胎儿娩出后即可恢复正常;超过 38℃ 可对症降温治疗。注射药物 72h 尚未发动宫缩者,为引产失败,应改用其他方法终止妊娠。

2)Foley 导管或水囊引产:经宫颈管内应用 Foley 导管或水囊促宫颈成熟导致子宫破裂的风险与自然临产者相同。宫颈管内 Foley 导管是可以被接受的引产方法,能安全应用于拟阴道分娩的既往有剖宫产史的孕妇。

(2)不同孕周特殊情况的引产。

1)妊娠 28 周内胎死宫内、胎儿畸形且有子宫瘢痕的孕妇,可以予(200~400)

$\mu g/(6\sim 12)h$ 剂量的米索前列醇引产,并不增加并发症的发生率,但尚需进一步研究来评价其疗效、安全性、最佳给药途径及剂量。

2)有剖宫产术史或子宫大手术史的孕周≥28周的孕妇,使用米索前列醇等前列腺素制剂可能增加子宫破裂的风险,因此,妊娠晚期应避免使用。

(3)有剖宫产术史:既往有子宫下段横切口剖宫产术史的孕妇可以选择宫颈管内应用 Foley 导管等机械方法促宫颈成熟引产。缩宫素可以应用于计划阴道分娩的既往有剖宫产术史的住院孕妇。而既往有古典式剖宫产术史的孕妇的临床经验尚不足,引产方法应个体化。

(4)轻度胎盘早剥:在严密监测下可尝试阴道分娩。经产妇一般情况较好,出血以显性为主,宫口已开大,估计短时间内能迅速分娩者,可经阴道分娩,先行人工破膜术,使羊水缓慢流出,逐渐减低宫腔压力,防止胎盘继续剥离,并可促进子宫收缩,必要时配合静脉滴注缩宫素缩短产程。分娩过程中,密切观察孕妇的血压、脉搏、宫底高度、宫缩及胎心率等的变化,有条件者可应用胎儿电子监测仪进行监护,能早期发现宫缩及胎心率的异常情况。

7.注意事项

(1)引产时应严格遵循操作规范,严格掌握适应证及禁忌证,严禁无指征的引产。

(2)根据不同个体选择适当的引产方法及药物用量、给药途径。

(3)不能随意更改和追加剂量。

(4)操作准确无误。

(5)密切观察产程,仔细记录。

(6)一旦进入产程常规行胎心监护,随时分析监护结果。

(7)若出现宫缩过强、过频,过度刺激综合征,胎儿窘迫以及梗阻性分娩,子宫先兆破裂,羊水栓塞等征候,应:①立即停止适用缩宫药物。②立即左侧卧位、吸氧、静脉输液(不含缩宫素)。③静脉给予子宫松弛药物,如利托君或25%硫酸镁等。④立即行阴道检查,了解产程进展,未破膜者并给予人工破膜术,观察羊水有无胎粪污染及其程度。经上述综合处理,尚不能消除危险因素,短期内又无阴道分娩可能,或病情危重,应立即剖宫产终止妊娠。

(四)病情与疗效评价

(1)普贝生促宫颈成熟,一般使宫颈评分增加2分为有效。

(2)连续缩宫素静脉滴注引产3d,未临产者,视为引产失败。

二、催产

催产指临产后宫缩乏力而采取措施增加宫缩强度及频率。子宫收缩力是分娩进程中最重要的产力,贯穿于分娩全过程。子宫收缩乏力使产程进展缓慢或停滞,导致孕妇精神疲惫,手术产率增加,也可导致产后出血;胎儿易发生窘迫。子宫收缩乏力分为协调性子宫收缩乏力和不协调性子宫收缩乏力。协调性子宫收缩乏力,排除头盆不称与胎儿窘迫后可加强宫缩。不协调性子宫收缩乏力处理原则是调整子宫收缩,使其恢复正常节律性及极性,在子宫收缩恢复为协调性之前,严禁使用缩宫药物。

(一)诊断与鉴别诊断

1.诊断依据

(1)产程进展缓慢或停滞。

(2)宫缩规律,但强度弱,间隔时间长。

2.检查项目及意义

(1)胎儿电子监护:了解宫缩是否规律,间隔时间及压力,是否胎儿窘迫。

(2)阴道检查:评估头盆是否相称,胎位是否异常。

3.诊断思路和原则

当产程进展缓慢或停滞,产力异常时,首先区分是协调性子宫收缩乏力还是不协调性子宫收缩乏力,排除不协调性子宫收缩乏力后,不论是原发性还是继发性宫缩乏力,首先应寻找原因,行阴道检查评估头盆情况,确认无头盆不称和胎位异常,估计能阴道分娩者,应采取加强宫缩的治疗措施。

(二)治疗方案及选择

1.第一产程

(1)一般处理:解除孕妇的紧张情绪,指导休息、饮食及大小便,并与假临产鉴别。

(2)加强宫缩:具体方法如下。

1)地西泮静脉推注:潜伏期宫缩乏力,地西泮10mg静脉推注,绝大多数孕妇经休息后宫缩转强,此法安全、有效。

2)人工破膜:当宫口扩张≥3cm时,可行人工破膜术,使胎头直接紧贴子宫下段及宫颈内口,引起反射性子宫收缩。

3)缩宫素静脉滴注:当地西泮静脉推注或人工破膜后观察2h,产力无增强时,给予 0.5％缩宫素静脉滴注,从小剂量开始,并进行 OCT 检查。

2.第二产程

第二产程宫缩乏力,阴道检查头盆相称,能阴道分娩者,给予 0.5％缩宫素静脉滴注加强宫缩。

(三)病情与疗效评价

(1)宫缩时用手触摸宫底,宫缩高峰时按压宫底部肌壁仍可出现凹陷,此时宫腔压力常低于 15mmHg。

(2)胎儿电子监护仪宫缩监护,评估宫缩间隙、宫腔压力、持续时间等。

一般地西泮静脉推注,人工破膜,缩宫素静脉滴注后各观察 2h,宫缩监测仍乏力,则进行下一步治疗,若上述三项加强宫缩的措施均使用,宫缩仍未转强,则需重新评估,必要时需改变分娩方式,以剖宫产终止妊娠。

第三节 剖宫产术

凡妊娠 28 周或以上,经剖腹切开子宫取出胎儿及其附属物的手术称为剖宫产术。而妊娠 28 周以下经剖腹切开子宫取出胎儿及其附属物的手术称为剖宫取胎术。剖宫产是解决难产的一个重要手段,也是降低母儿死亡率的重要的医学干预。随着剖宫产技术的不断提高,手术时间缩短、损伤、感染等显著减少,麻醉水平提高,有效抗生素的临床应用,使剖宫产的安全性大大提高,但近几十年来应用过于泛滥,剖宫产率快速上升到危险的比例,由此产生的近期和远期以及经济问题也值得我们高度重视,必须严格掌握剖宫产的适应证,以降低剖宫产率。

剖宫产术根据时机分为以下两种。①选择性剖宫产术:一些有剖宫产指征者不必等待进入产程后手术,可术前做必要的准备后择期手术。②急症剖宫产术:因难产或其他原因需短期内剖宫产终止妊娠。

根据术式分为子宫下段剖宫产术、子宫体部剖宫产术、新式剖宫产术、腹膜外剖宫产术。

一、手术指征

(一)绝对指征

(1)头盆不称:头位难产是剖宫产传统的首要指征。既往用产钳、胎头吸引器来解决绝大部分难产,自 20 世纪 70 年代以来中、高位产钳由剖宫产所替代,近 10

年来,由于难产、助产可能带来的母体及新生儿损伤,困难的低位产钳及胎头吸引术也由剖宫产所替代。

（2）骨产道狭窄或软产道梗阻。

（3）横位。

（4）脐带脱垂短期内无法经阴道分娩。

（二）相对指征

指剖宫产比经阴道分娩对母子更为安全。

（1）妊娠合并内科疾病,如心脏病、糖尿病、肾病。

（2）妊娠并发症,如重度子痫前期、子痫、前置胎盘、胎盘早剥等。

（3）引产失败。

（4）有剖宫产史等母体因素。

（5）胎儿窘迫。

（6）臀位,除非胎儿较小或入院时宫口已近开全,绝大多数行剖宫产分娩。因其经阴道分娩胎儿损伤率及死亡率明显增加,且常发生脐带脱垂及后出头困难。

（7）多胎妊娠:三胎以上妊娠几乎全部剖宫产分娩,因第二胎儿分娩时的不可预见性,并发症较多,大多数的双胎妊娠也行剖宫产术。

（8）巨大儿。

（9）珍贵儿:不孕不育妇女经治疗后妊娠成功率增加,为避免经阴道分娩对胎儿的风险而行剖宫产术。

（10）生殖道感染性疾病:淋病、尖锐湿疣的发病率逐渐增加,为避免感染新生儿而剖宫产分娩。

二、操作方法及技巧

（一）术前准备要点

（1）腹部准备与一般开腹手术相同。

（2）如为选择性剖宫产手术,术前晚进流质,手术当日晨禁饮食。

（3）术前放置保留导尿管。

（4）早期破膜或有感染的孕妇,术前应用抗生素。

（5）术前 2h 禁用吗啡、哌替啶、地西泮等呼吸抑制药。

（6）术前备血。

（7）做好新生儿抢救准备,如氧气、吸引器及急救药品等。

（8）可选蛛网膜下腔阻滞麻醉、持续硬膜外麻醉、腰－硬联合麻醉、全身麻醉或局部浸润麻醉。国内最常应用硬膜外麻醉。

（9）患者及家属交代病情及拟做的手术以及手术和麻醉可能发生的意外和并发症，并签署手术同意书。

（二）手术步骤

1.子宫下段剖宫产术

（1）切开腹壁。

1）体位：产妇取仰卧位，如麻醉后血压下降，则立即取左侧倾斜 30°卧位或将手术床头部摇高 45°，有利纠正和预防仰卧位低血压综合征。

2）切口：可取下腹正中纵切口，或正中旁纵切口，或下腹横切口，长 12～15cm。

（2）检查子宫位置：检查子宫是否右旋，有则予以矫正，预防子宫下段横切口伤及子宫血管或输尿管。

（3）显露子宫下段：耻骨上拉钩将膀胱向耻骨方向牵拉，两侧用腹腔拉钩向外侧牵拉，此时可见子宫膀胱反折腹膜，是子宫下段上缘的标志。此时应查明子宫下段的宽度和高度，以判断可否行子宫下段剖宫手术，选择子宫下段横切口（常用）或纵切口。如子宫下段形成不良，选纵切口需向上延及至部分宫体，选横切口，则切口两端应弧形向宫体部分延长。

（4）剪开子宫膀胱膜反折：于子宫膀胱反折腹膜下 1～1.5cm 处横行切开腹膜，如此处不够疏松可先于其间隙注射生理盐水后切开，并向两侧延长（两端略向上向外）达 10～12cm。

（5）下推膀胱：两把 Allis 钳牵提子宫下段腹膜膀胱缘，术者右手示指钝性分离子宫下段与膀胱间隙，深达 3～4cm。注意膀胱两侧角部分离下推要充分。将耻骨上拉钩移至膀胱子宫下段间隙，并将膀胱向足端牵拉。

（6）切开子宫下段：于子宫下段腹膜反折切缘下 2cm 的中线处，横行切开子宫肌层 2～3cm，注意切法应逐渐加深，不应切开羊膜囊。

（7）扩大子宫下段切口：术者左、右示指伸入子宫切口两侧呈钝性、左右、偏向上外侧撕拉至 10～12cm，此法常用，注意用力适当，以防撕拉子宫血管。也可在示指引导下，用绷带剪刀向左右两侧扩大切口。

（8）娩出胎儿：准备好吸引器，刺破羊膜囊，吸净羊水，去除耻骨上拉钩。术者以左手（术者站在产妇左侧）四指沿切口下缘伸入宫腔置于胎头下方，向上托起胎头并娩出。托头同时，术者右手或助手用力推压宫底以助娩出。胎头娩出子宫切口后，术者应立即清理呼吸道黏液，接着再以双手牵引胎头娩出胎肩、躯干及肢体。

手法娩出困难者,可立即使用产钳将胎头撬出。如为臀位按臀位分娩机转娩出胎儿。如为横位,先行内倒转,以臀位机转娩出。娩出胎儿后断脐交台下接生者处理。娩出胎儿时务必沉着、稳健,避免急躁、粗暴。在娩出前应吸尽羊水,预防羊水进入母血循环。手指伸入宫腔时,先进入示、中指置于胎头下方,触动胎头活动度,不高浮与深定,胎儿或枕骨恰位于切口之中,切口与胎头适当,则四指均伸入绕过胎儿头,于宫缩时,或另手推压宫底娩出胎儿。切口大小适当,娩头顺利,要避免心急、粗暴而致子宫切口撕裂、出血,如果胎头高浮或深定,则更要沉着,根据产妇具体情况,当机立断决定下一步操作。

(9)娩出胎盘:胎儿娩出后,宫体立即注射缩宫素,并用卵圆钳钳夹子宫切口以止血。清理吸净或拭净子宫切口周围羊水、胎粪及血液。然后手伸入宫腔,从胎盘边缘处徒手剥离胎盘,并旋转取出胎盘胎膜。检查娩出的胎盘是否完整,并用卵圆钳钳夹纱布垫拭净宫腔内残留的胎膜或胎盘组织。

(10)缝合子宫切口:胎盘胎膜娩出后,检查切口有无裂伤和出血,如子宫收缩欠佳,则可再给予缩宫素,并按摩子宫促进收缩。如子宫切口两侧角有裂伤或出血,应用 Allis 钳钳夹,提拉止血后,用 1-0 号可吸收缝线或肠线,自术者侧连续锁扣全层缝合子宫切口。注意子宫切口两侧角的缝合,应于切口侧角外 0.5～1cm 处开始,切口缝合后如有出血应再单独缝合止血。如未临产,在缝合子宫切口前,术者应用手指或宫颈扩张宫颈,以利术后子宫缩复及引流。

(11)缝合子宫膀胱反折腹膜:将膀胱侧、子宫侧腹膜切缘用 1-0 号丝线连续缝合。

(12)探查结束关腹:清理腹腔内积血及羊水,探查双侧附件,将子宫置前位,并将肠管、大网膜推至子宫后部而使子宫保持前倾功能位,清点纱布器械无误后关腹,缝合腹壁切口。

2.子宫体部剖宫产术

子宫体部剖宫产术或子宫上段剖宫产术,又称古典式剖宫产术,是取子宫体部正中纵切口取出胎儿及其附属物的手术。选正中纵切口是标准的切口,因子宫动脉从两侧发出的弓形动脉,在子宫体前壁中线处变细,于此处切开可减少出血。除正中纵切口外,还有宫体部横切口(或称 Kener 切口),如按子宫体部肌纤维多呈环形或斜向,横切口对肌壁的损伤轻,而对弓形动脉分支切断较多,则出血比纵切口出血相对较多,故临床很少采用,有则用于多发性子宫肌瘤,或某些子宫前壁与肠管严重粘连者(横切口位于子宫底部)。

子宫体部剖宫产术尽管方法"简单",易于掌握,并可于妊娠任何时期进行。但此种切口出血较多,切口缝合不易,术后愈合较差,切口易与大网膜、肠管、腹壁等粘连,术后并发症多,再次妊娠分娩时有可能发生子宫瘢痕破裂,可见弊多于利,故现在很少采用。子宫体部剖宫产通常被子宫下段剖宫产所取代,只有在同时做子宫切除术者,子宫下段形成不佳又急需娩出胎儿者,或前置胎盘附着于子宫前壁者等某些特殊情况才选择子宫体部剖宫产。手术步骤如下。

(1)切开腹壁:取正中纵切口,或正中旁纵切口,其下端始于耻骨联合上4～5cm,长12～15cm(下腹不足可延至脐上),以便显露子宫体。

(2)切开子宫:检查子宫有右旋者予以拨正,然后将纱布垫置入子宫体部两侧,使子宫切口与周围隔离。于子宫体前壁正中做纵行全层切开4～5cm,但不切破胎膜。然后用示、中指分离切口周围子宫壁与胎膜间隙,边分离、边切开、边用 Allis 钳钳血窦,以减少出血,最后使切口达10～12cm。或用绷带剪刀上下延长切口。

(3)娩出胎儿:刺破羊膜吸净羊水。术者手伸入宫腔抓住胎儿一足或双足,按摩位牵引术娩出。如头位娩出方便,则行头位娩出。胎头娩出后即清除口鼻黏液,断脐后交台下接产者处理。如果胎盘附着于子宫前壁,娩出胎儿前需切开胎盘迅速娩出胎儿。

(4)娩出胎盘:同子宫下段剖宫产术。

(5)缝合子宫切口:因子宫体部肌层较厚,切口用1-0号可吸收缝线或肠线分三层缝合。

第一层:子宫切口肌层的内2/3行连续锁扣缝合,不穿透内膜。

第二层:间断缝合浆肌层,深达肌层。

第三层:连续水平褥式内翻缝合浆膜层。

(6)缝合腹壁:清理腹腔,清点纱布、器械无误后逐层关腹。关腹前常规检查双侧附件。

3.新式剖宫产术

新式剖宫产是经以色列医生 M.Stark 改进的子宫下段剖宫产,以 Stark 医生所工作的医院命名为"the Misgav Ladach Method"剖宫产术。自1996年 Stark 医生在北京医科大学第一医院进行手术示范以来,新式剖宫产以其独具风格的手术方式受到我国产科医生的欢迎,在许多医院都采用此方法施行剖宫产术,该手术开腹时皮下脂肪采取撕拉的方法,使行走在其中的血管、神经借助于本身的弹性完整地保留下来,减少了出血,减少了因结扎血管而造成的组织缺血,缩短了手术时间;连续全层缝合了子宫切口;不缝合腹膜、膀胱反折腹膜、关腹时皮肤皮下脂肪全层缝合。由于采取了以上改良的方法,使得新式剖宫手术总时间短(15～20min),损伤小、出血少,术后肠功能恢复快,疼痛程度轻,拆线时间短(5d),住院时间(5d),住院天数减少。手术步骤如下。

(1)切开腹壁:取仰卧位,腹部手术野皮肤常规消毒、铺巾。

1)切口位于双侧髂前上棘联线下大约 3cm,切口呈直线。在切口皮肤两端及中间用血管钳钳夹出三个标志,以保证切口位置的正确。将皮肤向外侧稍稍牵拉,使皮肤绷紧。仅切开皮肤,不要深达脂肪层,切口长约 15cm。

2)术者用手术刀于切口中间向下切开脂肪层 2~3cm,达筋膜层,再将筋膜切开一个 2~3cm 长的小口。

3)术者用直剪刀剪开(裁开)筋膜。将剪刀尖稍稍张开,剪刀的一叶位于筋膜上,一叶位于筋膜下。裁开筋膜时要注意剪刀尖部不要张开过大,尖要向上方翘,以免损伤筋膜下的肌肉组织,造成出血。

4)沿着上下纵行方向用血管钳分离两侧腹直肌间的黏着部位,分离 3~4cm,并横行撕拉扩大切口。

5)术者与助手分别将示指与中指放在已分离的两侧腹直肌间,双手重叠,均匀、缓慢、逐渐增加牵拉力,将腹直肌、皮下脂肪同时向外向上撕拉开,撕拉至伤口够大为止。术者与助手有时需要用很强的牵拉力才能将肌肉、皮下脂肪分离开,用力应逐渐加强,不要用猛力。撕拉肌肉时,术者与助手的示指与中指要保持垂直的方向,不要钩向肌肉下方,以免造成血管损伤。

6)用示指分离腹膜外脂肪。在腹膜上撕开一个小洞,示指进入腹腔,沿上下方向撕开腹膜切口,实际上腹膜是横向撕开,可以避免膀胱肌层损伤。

(2)暴露子宫下段:检查子宫旋转的方向,看清膀胱的位置。放置拉钩,不用放置纱垫。

(3)剪开反折腹膜并下推膀胱:用手术刀横向切开膀胱腹膜反折部位 2~3cm,术者或与助手分别用示指沿切口撕开膀胱腹膜反折 10~12cm。术者可用示指向切口下方钝性分离并下推膀胱。膀胱上缘以距子宫切口下缘 2~3cm 为宜,不必将膀胱下推过深,过深不仅损伤大,还容易出血。

(4)切开子宫下段:在子宫下段肌层中央横行切开 2~3cm,最好保留完整的羊膜囊。术者沿着子宫肌层切口将左手拇指放在自己的远侧,右手示指放在自己的近侧。向两侧撕开子宫肌肉 11~12cm。

(5)娩出胎儿:术者先将示指与中指放在胎头下方,这样可以减少胎头与子宫壁的负压,然后术者以右手四指绕过胎头,术者左手或助手帮助按压宫底,从而娩出胎头。

(6)娩出胎盘:胎儿娩出后立即手取胎盘。术者右手进入宫腔,如胎盘未剥离则从胎盘附着边缘依次剥离胎盘。手取胎盘的优点是缩短第三产程,缩短手术时间,减少出血。注意检查娩出胎盘的完整性。

(7)移出子宫:术者将子宫取出于腹腔外,如果胎盘剥离面出血多,可以同时挤压、按摩子宫,促进子宫收缩。术者一边用左手按摩子宫,促进子宫收缩;一边用右手持纱垫进入宫腔,擦净遗留的胎膜及血块,用纱垫擦宫腔 2～3 次。用 Allis 钳钳夹子宫切口下缘中间部位,如果切口两侧无出血,不必用 Allis 钳钳夹。对于没有临产的产妇,用宫颈扩张器从宫腔向下扩张宫颈,以减少因宫口未开造成的宫腔积血。术前采用碘伏消毒阴道可避免或减少感染的发生。

(8)缝合子宫切口:用 1-0 号合成可吸收缝线或铬制肠线,自术者侧连续锁扣缝合子宫肌层全层。缝合时特别注意切口两端要止血完善。一般情况仅缝合子宫肌层全层,有出血情况时再单独缝合止血。子宫肌层全层缝合可节省手术时间,更重要的是减少了因过多层次缝合造成的子宫局部肌肉缺血,有利于子宫肌层愈合。缝合子宫肌层用大弧度的圆针最理想,因弧度大有利于同时缝合子宫切口上、下缘。过去认为缝合子宫肌层时一定要避开子宫内膜层,以免造成子宫内膜异位症。但现在的研究,包括动物实验证实,缝合子宫内膜并不增加子宫内腹异位症的发生率,这可能与妊娠晚期子宫内膜无再生能力有关。

(9)清除凝血块,送回子宫:清除切口周围凝血块后,将子宫送回腹腔。已进入腹腔内的积血可以被腹膜吸收,故不必将纱垫放进腹腔去擦净血液。流入腹腔内的羊水可以起到抑制细菌生长的作用,同时也减少对肠管的刺激,对尽早恢复肠功能是极为重要的。不需冲洗腹腔。

(10)处理腹膜:不缝合膀胱腹膜与反折腹膜,尽量将大网膜拉到子宫切口处,下拉网膜覆盖子宫时动作要轻柔,切勿损伤大网膜的血管。

(11)缝合腹壁:具体方法如下。

1)用 1-0 号可吸收合成缝线连续缝合筋膜,缝合从术者侧开始,注意从筋膜上缘内侧进针,外侧出针,从下缘外侧进针,内侧出针。将线结打在筋膜下,以减少对皮下组织的刺激。连续缝合筋膜,不需要锁边缝合。

2)褥式缝合皮肤及皮下脂肪,用普通丝线或人工合成的尼龙线将皮肤与皮下脂肪一起褥式缝合 2 针或 3 针。在缝针间隔处将皮肤对合并分别用 Allis 钳钳夹5min。这种缝合方法节省时间,减少肉芽组织生成,减少瘢痕形成,利于伤口愈合。

3)无菌敷料覆盖腹部伤口,不包扎手术腹带以促进术后肠功能的恢复。

4.腹膜外剖宫产术

腹膜外剖宫产术系指打开腹壁,不打开腹膜,将围绕膀胱的腹膜予以分开,显露子宫下段,并予切开而取出胎儿及其附属物的剖宫产术。腹膜外剖宫产成功与否及技术操作的难易,除与手术者的技术熟练程度有关外,尚与术者的临床经验,对患者个体差异、子宫下段形成充分与否及其识别,以及术者对局部解剖的熟练程度等因素有关。掌握腹膜外剖宫产术,其根本在于掌握如何在腹膜外正确分离膀胱-子宫反折腹膜。

综合国内外基本术式 10 多例,但根本区别在于游离膀胱,处理膀胱前筋膜、侧脐韧带。寻找膀胱三角区的方法及进入子宫下段的方法不同,可归纳为三大类:诺尔顿式侧入法、沃特斯式顶入法、改良式等,这种改良式有顶-侧联合式、侧-顶联合式、层次分离式、手指分离式等。其中以顶-侧联合式简单易行、损伤较小、子宫下段显露较好而目前普遍采用。在此主要介绍侧-联合式腹膜外剖宫产术,优点是吸取侧入式手术的优点,既使寻找腹膜反折较容易,膀胱三角区解剖关系清楚,又使子宫下段手术显露充分、宽敞,取出胎儿容易。相对减少其操作不理想之处,避免某些损伤并发症等。

(1)切开腹壁:患者取平卧位,施行下腹横切口或纵切口与子宫下段剖宫产术相同,只是不打开腹膜。当切至腹横筋膜及其深层的膀胱前筋膜时,首先确定膀胱的高度(平卧位,放置持续导尿管,保证膀胱空虚状态。术中在分离膀胱侧脂肪显露膀胱后,测量耻骨合上缘至膀胱顶的距离,为膀胱顶的高度)。若膀胱顶的高度≥4cm,无需充盈膀胱。否则宜用 50～100mL 生理盐水充盈膀胱,有利于手术操作。如技术熟练也可不必充盈膀胱。

(2)切开膀胱前筋膜:在距膀胱顶缘下 2cm 处,用血管钳分离其前筋膜,经分离之孔用剪刀向两侧扩大至膀胱侧缘,钝性分离膀胱顶及两侧,显露出膀胱肌层。

(3)游离膀胱显露膀胱三角区:在膀胱顶左侧用刀柄沿膀胱左侧边轻轻分离该处脂肪堆(注意不可过深),显露膀胱左侧窝。沿膀胱侧缘,距离 4cm 处进行分离,容易找到膀胱三角区的顶角(由腹膜反折与膀胱侧缘共同形成)。如此简化了手术操作,使膀胱左侧上部自宫颈前壁分离,显露小部分宫颈左侧前壁,在宫颈前筋膜膀胱间隙继续向右侧钝性分离。

(4)显露子宫下段:侧角已分离的膀胱-子宫反折腹膜,与已分离的膀胱前筋膜很容易使反折腹膜自膀胱顶部分离。再继续用钝性分离,将膀胱自子宫下段完全或近完全游离。

(5)其余操作:切开子宫下段、取出胎儿胎盘胎膜、缝合子宫切口等操作同子宫下段剖宫产术。缝合腹壁。

第四节　产钳术

一、概述

产钳的应用至今已有 200 多年历史,历经数次改进完善。如今产科领域中分娩方式的转化,表现在剖宫产率的快速上升,经阴道分娩的方式在逐渐减少,即产钳的应用也在淡化中。但是,产钳还是有其独到的用途。在特定的情况下,产钳仍然是解决头位难产的一种重要手段,使新生儿得到及时抢救,可大大提高新生儿复苏成功率,为产科医生解脱困境。

(一)产钳种类

产钳的种类很多,最常用为短弯型。产钳分左右两个,由四部分组成:产钳叶、胫、锁扣及柄。目前常用的有以下几种。

(1)Simpson 产钳:最常用。用于出口或低位产钳。

(2)Kielland 产钳:适用于出口或低位产钳。常用于枕横位的或枕后位的旋转与牵引。其特点为只有胎头的钳叶弯曲,无向上的骨盆轴弯曲;钳叶瘦长而薄,对胎儿与母体骨盆软组织损伤小;左叶锁扣可与右叶产钳在任何部位扣合,上下滑动。如胎头在骨盆底不正时,可先用产钳旋转胎头,然后牵引娩出胎头。

(3)Piper 产钳:用于臀位后出头困难。

(二)产钳术的分类

尚未完全统一,此参照 1988 年 ACOG(美国妇产科学会)分类修订。

(1)出口产钳:胎儿头颅顶已达盆底,阴道口可见胎头拨露,胎头矢状缝在骨盆前后径上,允许胎头旋转<45°。

(2)低位产钳:胎儿头颅顶位置在坐骨棘下≥2cm,但未达盆底。

(3)中位产钳:胎儿头颅顶在坐骨棘下<2cm,胎头已衔接,旋转>45°。

(4)高位产钳:应用于胎头已衔接前的任何时候,现代产科已被剖宫产所取代。

(5)失败产钳:应用产钳不成功改行剖宫术。

(6)实验性产钳:属试探性谨慎地产钳牵引,如遇有过度的阻力,即有意放弃产钳助产。

二、适应证与禁忌证

(一)适应证

(1)第二产程延长,排除头盆不称后。造成第二产程延长的原因有:持续性枕后位;子宫收缩乏力;轻度相对性骨盆狭窄;巨大儿;会阴坚韧。

(2)当经历第二产程有以下情况,为缩短第二产程时。①胎儿窘迫。②产妇情况需要缩短第二产程:如第一产程过长产妇出现衰竭现象,产妇患心脏病心功能Ⅱ级以上者、肺结核活动型、子痫前期子痫及患急、慢性病不宜过多用力者。

(3)胎头吸引术失败的可试行产钳术。

(二)禁忌证

(1)不具备产钳助产条件者。

(2)异常胎方位:如颏后位、额先露、高直位或其他异常胎位。

(3)胎儿窘迫估计短时间内不能结束分娩者。

三、操作方法及技巧

(一)术前准备

1.必须做好术前评估

决定行产钳术前必须行阴道检查,是否有行产钳助产的条件。分娩前仔细地进行阴道检查以确定头盆是否相称,是手术能否成功的关键,阴道检查的内容包括骨盆、胎头及宫颈情况。

(1)骨盆方面:因为中骨盆狭窄时往往影响胎头内旋转,致持续性枕横(后)位,应着重检查中骨盆及出口情况,包括双侧坐骨棘突出程度(以估计坐骨棘间径)、骨盆壁有否内聚、骶棘韧带宽度(正常 3~4cm)、骶骨弧度(正常为中弧、平直致中骨盆前后径减小,深弧致出口前后径减小)。

(2)胎儿方面:包括胎头方位及先露部高低。

2.选择合适的产钳

经阴道检查确定胎头先露的高低、矢状缝及后囟的位置后,根据术者习惯选择产钳。低位和出口产钳可选用 Simpson 产钳,低位和出口尤其枕横位或有胎头倾势不均可选用 Kielland 产钳。

3.产钳术的应用条件

(1)无明显头盆不称。

(2)胎先露已达坐骨棘水平以下。

(3)必须明确胎方位,先露应为顶部。如为颜面位,则必须是颜面前位。

(4)宫口必须开全或近开全。

(5)胎膜必须已破,未破者应先行破膜。

(6)胎儿存活。如胎儿已死不主张行产钳术,可行穿颅术或碎胎术取出胎儿。

4.征得知情同意

患者及家属知情同意,产钳术的选择如同剖宫产术的选择一样,术前应和产妇及家属谈话,介绍产钳术的优点和并发症,必须在知情同意书上签字。

5.产钳术失败的处理

如二次产钳术失败须改用剖宫产术。

(二)Simpson 产钳术

1.体位

膀胱截石位。

2.麻醉

会阴切开者行局部浸润及会阴神经阻滞麻醉。若已应用硬膜外麻醉无痛分娩不需再行其他麻醉。

3.阴道检查

进一步明确宫口已开全,胎头方位及先露水平,如有产瘤应以骨性下降程度为准。

4.徒手旋转胎头

再一次检查胎头位置,如矢状缝斜置或枕横位,应徒手旋转胎头至骨盆前后径上,争取转至正枕前位,如位枕左(右)后位,也可转至正枕后位。

5.放置左叶产钳

左手握左叶产钳放置左侧胎头与阴道壁间。

6.放置右叶产钳

右手握右叶产钳放置右侧胎头与阴道壁间。

7.合拢钳柄

当两叶产钳放正确位置后其锁扣刚好吻合,钳柄内面自然对合,如稍错开,可略移动右叶使锁扣合拢。

8.检查钳叶位置

固定钳叶位置并手入阴道内检查钳叶位置以及与胎头间有无夹持宫颈组织。

矢状缝应垂直于产钳柄的平面,后囟应位于二叶中间,柄平面上一指宽,每边匙孔都可触及一个相等的空隙,约一指。

9.牵拉

沿骨盆轴牵拉,开始牵引向下向外,而后呈倒"J"形,非主力手向下施力,引起水平向外及垂直向下两矢量方向,当见枕骨时逐渐向上使胎头逐渐仰伸,见下颌时脱钳。注意应循宫缩起伏牵引,宫缩时徐徐牵拉产钳,间歇时停止牵引。如为枕后位,开始水平向外用力,前额或鼻根部达耻骨联合下缘时,略抬高钳柄使枕部徐徐自会阴部娩出,然后稍向下牵拉,使前额、鼻、口相继娩出。

10.取出产钳

见下颌时脱钳。先取右叶再取左叶产钳。

11.牵出胎体

按自然分娩机转协助前肩、后肩、躯干以及下肢娩出。

(三)Kielland 产钳术

1.产钳放置

Kielland 产钳置钳方法有三种:古典式、直接式和迂回法置钳,以迂回法置钳最常用。

(1)古典式置钳:安放法如 Simpson 产钳,必须用手将枕左(右)前、枕左(右)横位或枕左(右)后位转成正枕前位或正枕后位后,方上产钳。

(2)直接式置钳:胎头已为正枕前位或正枕后位,可直接以一手为引导,以另一手安放产钳。

(3)迂回法置钳:以枕左横位为例。

1)置前叶:左手的拇、示、中三指握产钳的左叶柄,右手示、中指二指伸入阴道内的左侧做钳叶前进的引导,且手指应沿胎头呈弧形,保护阴道壁,直到钳叶完全进入阴道内位于胎头枕部。然后徐徐移动钳柄,同时右手两指轻推钳叶的下缘使钳叶滑行,使钳叶沿胎头滑向耻骨联合下方胎头的侧方颞顶部。如耻骨后空隙小,钳叶滑行紧时,可考虑将胎头稍向上推,就会有较多的空隙,前叶产钳安放正确时,钳柄应与水平面成 $60°$。

2)置后叶:右手握后叶产钳自前叶的内侧向骨盆后侧插入,以左手的示、中二指或全部手掌放入阴道后壁作引导,使后叶产钳沿着胎头与手掌之间轻轻插入,钳叶达胎头的另一侧颞顶部,钳柄逐渐向下。

2.产钳合拢锁扣

因 Kielland 产钳锁扣的特点为无固定的锁扣位置,只要两叶均位于骨盆中线,钳肩即使不在同一高度(胎头不均倾入盆时),两钳也易合拢。注意检查勿夹住会阴组织,锁扣合拢后,钳锁扣一般均向下方,与水平线成60°。

胎头有不均倾入盆时可致产钳两肩不在同一高度,应予纠正。必须先将高一侧的钳肩往下拉到与另一侧持平。

3.旋转胎头

先检查产钳放置是否准妥,正确则可旋转,拇指推产钳前肩,示、中指勾住后肩(只需三指),使胎头向所需方向旋转90°。一般一次即可完成。旋转动作要轻柔,使阴道壁有机会自产钳和胎头的表面滑移,否则易造成阴道壁撕裂。旋转遇阻力不成功,则提示判断错误,不是使用 Kielland 产钳的对象,应放弃使用此种产钳。

4.牵引

牵前再次检查胎头是否转正,核对是否是双叶握头,均正确者试牵引,证实产钳与儿头吻合不会滑脱即可。做旋转和牵引时,应绝对避免紧握钳柄,否则会夹伤胎头。术者取低坐位,脚蹬在产床的脚上,手持产钳。其方法是用一只手的示、中指分别放在产钳的两肩上施力,如一只手的力不够时,可将另一只手的中、示指叠加在该手的手指上,但决不能用其他方法。牵引按产轴方向进行,先向水平线下60°方向牵引,当胎头拨露时改作水平方向,缓慢用力直至胎头娩出。

5.取出产钳

当胎头被牵引至着冠时,即应取下产钳。下钳顺序是先下右侧的一叶,当胎头右顶骨外露时,钳柄向对侧倾斜,有助于该叶取下。另一叶亦照此处理。动作应轻巧缓慢。取下产钳之后按自然分娩方式娩出胎儿。

Kielland 产钳用于出口或低位产钳的优点。

(1)一次上钳可完成放置、牵拉;若胎头位置不正时,上钳后可先旋转成枕前位或正枕后位后牵拉。而 Simpson 产钳必须先用手将胎头转成枕前位或正枕后位方可牵拉。

(2)新生儿损伤小。因钳叶着力点位于两腭部及双下颌骨,此处较硬,承受力较大,钳叶如"钢帽",对颅内压影响较小而起保护作用。比胎头吸引术仅以负压吸头皮,对颅内的损伤相对均小。Simpson 产钳的叶间胫是固定的,不论胎头大小,必须挤压成固定的径线方能钳柄合拢,现胎儿平均体重均较以前较大。而Kielland 产钳两钳叶间胫可随胎头大小而分开或靠拢,对颅内压力小,颅内出血比Simpson 产钳低,这是当今部分医院使用 Kielland 产钳取代胎头吸引术的原因之一。

(四)剖宫产术中产钳助产术

剖宫产时,当胎头离浮或胎头较深入盆腔时(胎头吸引术失败者),用手娩出胎头会遇到困难,须用剖宫术所用的短柄产钳娩出胎头。

1.双叶产钳术

(1)用右手检查确定胎头方位,如为持续性枕后位,术者用右手示指伸入胎儿口内,使胎面转向宫壁切口,拭去胎儿鼻腔内羊水。

(2)产钳放置在胎头两侧枕颏径上,产钳的弯曲(前面)朝向骨盆。先向上牵引产钳使胎头仰伸,直至颏部完全显露于子宫切口外,然后将产钳柄向母体腹部方向压,使胎头屈曲,便于牵出胎头。

2.单叶产钳术

当胎头双顶径在子宫切口稍上方或胎头双顶径已达切口,可选用单叶产钳滑在胎儿顶额部或面额部与子宫壁之间,直到产钳滑到其头弯位于胎头的一侧后,始于宫缩时轻轻将胎头撬出,助手可推压宫底以协助。

第五节　胎头吸引术

胎头吸引术是用一种特制的吸引器置于胎头,形成负压后吸在胎头上面而协助引出胎头的手术。自 1848 年 Simpson 首创迄今,已被广泛采用。因它是一种简单、方便、容易掌握的助产法,经术后所生儿的远期随访,智力及体格发育与正常阴道分娩无显著差异性,故它是解决分娩常用的一种助产手术。因优点很多,可代替大部分低位产钳术。

常用的胎头吸引器有金属锥形、金属牛角形、金属扁圆形及硅胶喇叭形四种,其基本构造均是由胎头端、牵引柄及吸引管三部分组成。

一、适应证与禁忌证

(一)适应证

(1)第二产程延长,排除头盆不称后。造成第二产程延长的原因有:持续性枕横位、枕后位;子宫收缩乏力;轻度头盆不称,胎头内旋转受阻者;巨大儿;会阴坚韧。

(2)当经历第二产程有以下情况,为了缩短第二产程时。

1)胎儿窘迫。

2)产妇情况需要缩短第二产程:如第一产程过长产妇出现衰竭现象,产妇患心脏病心功能Ⅱ级以上者、肺结核活动型、子痫前期子痫及患急慢性病不宜过多用力者。

3)以前有过剖宫产史,不适在分娩时用力者。

(二)禁忌证

(1)胎儿不能或不适宜从产道分娩者。如严重的头盆不称、产道阻塞、畸形、子宫颈癌、子宫脱垂术后、尿瘘修补术后等。

(2)异常胎位,如颜面位、额位、横位。

(3)臀位后出头位。

二、操作方法及技巧

(一)术前准备

1.必须做好术前评估

分娩前仔细地阴道检查以确定头盆是否相称,是手术能否成功的关键,阴道检查的内容包括骨盆、胎头及宫颈情况。

(1)骨盆方面:因为中骨盆狭窄时往往影响胎头内旋转,致持续性枕横(后)位,应着重检查中骨盆及其出口情况,包括双侧坐骨棘突出程度(以估计坐骨棘间径)、骨盆壁有否内聚、骶棘韧带宽度(正常3~4cm)、骶骨弧度(正常为中弧、平直致中骨盆前后径减小,深弧致出口前后径减小)。

(2)胎儿方面:包括胎头方位及先露部高低。

2.选择合适的胎头吸引器

经阴道检查确定胎先露的高低、矢状缝及后囟的位置后,决定选择吸引器。低位胎头先露可选上述四种中任何一种,而中位胎头先露宜选牛角形或喇叭形吸引器。

3.胎头吸引器的应用条件

(1)无明显头盆不称。

(2)胎先露已达坐骨棘水平以下。

(3)胎头位置异常应矫正后,将胎头吸引器置于胎头顶先露部位。

(4)宫口必须开全或近开全。

(5)胎膜必须已破,未破者应先行破膜。

4.征得手术知情同意

术前征得产妇及家属对使用胎头吸引术、可能产生的并发症,如胎头吸引术失败可能需行产钳或剖宫产手术等的知情同意,并签署同意书。

5.其他

如二次吸引失败、吸引器滑脱,宜改用其他助产方式。

(二)手术步骤

(1)体位:膀胱截石位,外阴准备同接产。

(2)导尿排空膀胱。

(3)麻醉:行会阴切开者行局部浸润及会阴神经阻滞麻醉。若已应用硬膜外麻醉无痛分娩不需再行其他麻醉。

(4)阴道检查:进一步明确宫口已开全,胎头方位及先露水平,如有产瘤应以骨性下降程度为准。

(5)会阴坚韧者,尤初产妇常规行会阴切开,经产妇根据会阴情况决定是否行会阴切开。

(6)放置吸引器:将吸引器大端外面涂以润滑油。左手分开两侧小阴唇显露外阴口,以中、示指掌侧向下,撑开阴道后壁,右手持吸引器将大端下缘向下压,随左手中、示指伸入阴道后壁。然后,左手示、中指掌面向上,挑开右阴道侧壁,使大端该侧滑入阴道内,继而向上提位前阴道壁,将大端上缘滑入阴道。最后用右手示指拉开左侧阴道壁,使大端完全滑入阴道内并与胎头顶部紧贴。

(7)检查吸引器:用一手扶持吸引器,并稍向内推压,使吸引器始终与胎头紧贴。另一示、中指伸入阴道,与吸引器大端口与胎头衔接处触摸一周,将压入大端口径范围内的阴道壁或宫颈组织推出。同时调整吸引器小端之两柄方向与矢状缝相一致,以便做转胎头的标记。

(8)形成吸引器内负压:术者左手扶持吸引器,助手用 50 mL 或 100 mL 空针接吸引器之橡皮管,逐渐缓慢抽出空气 150 mL(低位)或 150~180 mL(中位或旋转胎头)形成负压。术者右手用血管钳夹紧橡皮接管,取下空气针管(硅胶喇叭形吸引器抽空气 60~80 mL 即可)。

(9)牵引与旋转吸引器:牵引前需轻轻缓慢适当用力试牵,了解吸引器与胎头是否衔接或漏气,避免正式牵引时滑落或造成胎儿损伤。牵引手法各人习惯不一,一般为握式或拉式。

牵引方向应根据先露所在平面,循产道轴所取的方向在宫缩时进行。在宫缩间歇停止牵引,但可保持吸引器不随胎头回缩而回缩。以枕左横位胎头位于坐骨棘水平为例,应向下向外及稍向逆时钟方向旋转牵引,先露达会阴部时则向外,双顶着冠时则逐渐向上牵引,牵引是一个连续的过程,每一步并非绝对分开,所以牵引时变换方向不得突然,始终与吸引器口径成直角。用力不得过大,牵力不超过 4kg。

胎头不正时应在牵引同时进行旋转。枕右位,向顺时针方向旋转;枕左位,则逆时针方向旋转。也有学者提出,持续性枕后位,最好用手旋转至枕前位后施行吸引术,每术阵缩以旋转 45°为宜,旋转时助手在腹部予以协助。

(10)取下胎头吸引器:胎头娩出后,放开夹橡皮管的血管钳,吸引器内恢复正压,取下吸引器。以后胎儿娩出按正常分娩原理进行,胎儿娩出后常规肌内注射维生素 K_1 4mg,以预防颅内出血。

以上为简易锥形吸引器操作情况,国外以前用 Bird 改良的 Malmstrom 吸引器及现广泛用于世界各地的吸引配置装置——吸引杯、过滤器和负压泵。

第六节　人工剥离胎盘术

人工剥离胎盘术是指胎儿娩出后,胎盘迟迟不下或引起不同程度的出血,需术者协助胎盘剥离娩出的方法。

一、诊断与鉴别诊断

(一)临床依据

1.病史

多产或人流史;宫腔操作、手术史;子宫畸形、发育不良;胎盘粘连或胎盘植入史;合并子宫肌瘤;产程时间长,产妇体力衰竭;临产后使用过多镇静药;多胎、巨大儿、羊水过多;合并产科并发症如妊高征、严重贫血等。

2.临床表现

(1)胎儿经阴道娩出后 30min 胎盘仍未自行娩出。

(2)胎儿娩出后不到 30min,但阴道流血已达 200mL。

3.检查

(1)于宫缩时以左手握住宫底,拇指置于子宫前壁,其余 4 指放于子宫后壁并按压,同时右手轻拉脐带,协助胎盘娩出失败。注意:动作需轻柔,避免胎盘部分剥离、出血或拉断脐带,甚至子宫内翻。

（2）胎儿娩出后,加注缩宫素促进子宫收缩减少胎盘滞留,助胎盘娩出失败。

（3）术者手进入宫腔,明确胎盘与子宫壁的关系。

（二）检查项目及意义

（1）术前各项生命体征、生化等检验结果以排除妊娠并发症、合并症。

（2）术前 B 超检查,针对有多项胎盘粘连、植入高危因素的患者,注意胎盘附着部位、辅助胎盘植入的诊断及明确子宫畸形等存在;评估胎儿大小、羊水量等。

（3）腹部检查:胎儿娩出后,宫底无下降甚至持续升高;轻压子宫下段,脐带仍回缩。

（4）阴道检查:阴道外脐带未自行延长;阴道出血持续增多;术者手进入阴道及宫腔,探查胎盘附着位置明确胎盘全部或部分剥离甚至胎盘植入。

（三）诊断思路和原则

术前评估高危因素:

（1）重视病史询问。

（2）辅助检查:B 超提示胎盘植入可能、子宫畸形或发育不良、合并子宫肌瘤、羊水过多等;各项血液指标排除妊娠期高血压疾病等妊娠并发症。

（3）注意胎儿娩出后的临床表现,结合各项体格检查尤其阴道检查表现。

二、操作方法及技巧

（一）术前准备

（1）取膀胱截石位,导尿排空膀胱,再次消毒外阴,术者换无菌手套及手术衣,或在原手术衣外戴无菌袖套。

（2）检查宫颈内口较紧者,肌内注射哌替啶 100mg 或阿托品 0.5mg,个别亦可不给麻醉但须对患者交代清楚,以便配合。

（3）输液,缩宫素 20U 缓慢静脉注射、肌内注射或经腹壁注入宫底肌肉。

（二）手术步骤

（1）术者一手牵拉脐带,另一手涂润滑剂,五指合拢成圆锥状,沿脐带进入阴道及宫腔,摸清胎盘附着位置。

（2）一手经腹壁下压宫底,宫腔内的手掌展开,四指并拢,手背紧贴宫壁,以手指尖和桡侧缘向上左右划动,将胎盘缓慢从边缘开始逐渐与宫壁剥离。开始时手指和胎盘间有一层柔滑的胎膜相隔,以后胎膜被撑破,手指直接与胎盘母面和宫壁接触,一般剥离无困难。若遇阻力,应内外两手配合仔细剥离,遇少许索状粘连带时可用手指断开。粘连面广而紧,未找到疏松可剥离的胎盘面,不能用手剥离者可能为胎盘粘连或植入,应停止手术。若胎盘附着前壁,则手掌朝前壁贴宫壁剥离胎盘。

(3)估计大部分已剥离,可一手再牵拉脐带,帮助查明并分离剩余部分,然后将胎盘握于手中,边旋转边向下牵引而出。注意勿用强力牵引以免胎盘或胎膜部分残留。

(4)检查胎盘和胎膜有无缺损,并伸手进入宫腔检查,清除残留组织。亦可用卵圆钳在手指引导下夹取,或用大钝刮匙刮除。注意检查子宫有无破损。应尽量减少进出宫腔次数,减少感染机会。

第六章　常见产褥疾病

第一节　产褥感染

产褥感染是产褥期内生殖道受到病原体侵袭而引起的全身或局部的感染,是产褥期最常见的严重并发症,发病率为1‰～8‰。产褥期发热多由产褥感染导致。产褥病率是指分娩结束24h后至10d内,每天按标准方法用口表测量体温,每次间隔4h以上,凡体温两次或两次以上达到或超过38℃。产褥病率多由产褥感染所致,另外乳腺炎、泌尿系统感染、呼吸系统感染等亦可引发。

与产褥感染发病有关的因素包括:剖宫产术、阴道助产手术、破膜时间延长、产程延长、贫血、肥胖、营养不良、临近预产期性交、宫内感染、子宫内胎儿监测、社会经济状况低、急症手术、全身麻醉、产后出血、阴道指诊检查次数多、合并阴道炎、子宫颈炎、不良妊娠结局(死胎)、缺少产前保健等因素有关。

产后子宫感染的细菌常见:β-溶血性链球菌、粪肠球菌、大肠埃希菌及拟杆菌属细菌;其次为枸橼酸杆菌属、不动杆菌属和假单胞菌属细菌。外源性病原体如淋病奈瑟菌、A组链球菌、沙眼衣原体。产后子宫感染常由需氧菌和厌氧菌的多种细菌混合感染引起。

一、诊断与鉴别诊断

(一)临床依据

临床表现主要包括发热、脉率增快、子宫压痛、阴道脓性分泌物、严重子宫炎表现等。

1.轻型

产妇多在产后3～4d出现体温升高,多不超过38.5℃,脉搏稍快,伴下腹隐痛。因炎症主要在子宫内膜层,病变比较局限,表现为恶露增多、浑浊而有异味,子宫复旧延缓,宫底有轻度压痛、质较软。炎症如可及时控制、治疗,症状数日内消失。

2.重症

当患者抵抗力弱、病原菌毒力强时,病菌可大量繁殖而迅速扩散。产妇往往全身症状明显,寒战、高热、头痛、嗜睡。体格检查:恶露量增多,子宫复旧延迟伴子宫压痛。合并盆腔结缔组织炎时,产妇伴一侧或双侧下腹疼痛及肛门坠胀感,体格检查可发现宫旁一侧或双侧结缔组织增厚、触痛,也可有肿块形成。合并腹膜炎患者,体温持续于40℃左右,全身中毒症状明显而出现全腹持续性疼痛和呕吐,体格检查下腹部有明显压痛、反跳痛及腹肌紧张,肠鸣音减弱甚至消失。合并腹腔、盆腔脓肿形成者,位置浅表者可触及有波动感的包块,触痛明显。

(二)检查项目及意义

1.血液检查

血常规、血C反应蛋白(CRP)等感染指标检查,预示感染的严重程度,同时了解疾病进展和疗效。严重产褥感染时,血白细胞总数和中性粒细胞可无增多。血生化检查产妇是否同时合并低蛋白血症,以纠正机体抵抗力。必要时进行血培养。

2.尿常规

排除泌尿道感染,如同时发现脓尿或菌尿,应针对性进行治疗。

3.宫颈、宫腔

分泌物、脓肿穿刺物、后穹隆穿刺物做需氧、厌氧菌培养和药敏试验,确定病原体,指导药物治疗。

4.B超、CT、MIR等影像学检查

排除胎盘、胎膜残留,了解由感染形成的炎性包块、脓肿的位置和形状。

(三)诊断思路和原则

诊断主要依据病史和体格检查,结合实验室检查和细菌培养证据。鉴别诊断需排除常见的呼吸道感染、泌尿道感染、乳汁淤积、乳腺炎等产褥期发热。

1.泌尿系统感染

临床表现主要为尿频、尿急、尿痛、耻骨上不适,致病菌以G^-杆菌、大肠埃希菌多见,临床泌尿系感染70%~80%与插管有关。急性肾盂肾炎可表现为腰痛、肋脊角压痛,合并有全身感染症状,如发热、寒战、头痛、恶心呕吐等。

2.呼吸系统感染

约70%为病毒感染,临床表现以鼻塞、流涕、咽喉肿痛;咳嗽、咳痰;可有低热,发热多表现为术后当日或次日体温上升,可达38℃以上。多伴头痛、咽痛、咳嗽等。对症治疗体温可很快下降。

3.乳汁淤积

多发于在产后 2～4d,主要原因为产后哺乳延迟,不完全吸空乳房,产后食用发奶食物,乳汁分泌过快,而乳腺管尚未全部通畅,致乳汁淤积。临床表现为乳胀、疼痛、体温升高,体格检查乳房发现质硬、肿胀结块,乳房胀痛明显,排乳不畅,乳房表皮潮红及淋巴结肿大。乳汁淤积所致体温升高有以下特点:体温突然上升,达38℃左右,但体温通常低于 39℃。经乳房护理,排出乳汁后体温很快下降,且发热一般不超过 24h。处理:尽早哺乳,勤哺乳,哺乳后及时排空乳房,使乳汁处于流通状态,同时热敷、按摩、负压吸乳。

4.急性乳腺炎

为金黄色葡萄球菌感染所致,病因为乳汁淤积未及时处理或乳头破裂,临床表现为乳房疼痛,局部红肿、发热;寒战高热;淋巴结肿大及压痛。抗生素(青霉素类)治疗;患侧停止哺乳,排空乳房,脓肿切开引流。

5.药物热

由药物过敏所致的发热,体温可高达 39℃,甚至 40℃以上,伴有皮疹出现,但患者中毒症状不显著,一般情况良好。首次用药发热可经 10d 左右后发生,再次用药则发生较快。停用致敏药物后体温可自行下降至正常。

二、治疗方案及选择

1.一般治疗

加强营养,给予足够维生素、热量,高热予以物理降温处理,产妇宜取半卧位,利于恶露引流及炎症局限盆腔内。注意纠正水电解质紊乱,合并严重贫血者可输血或人血红蛋白以增强抵抗力。

2.抗生素治疗

首先根据临床表现及临床经验选用广谱抗生素,最好待细菌培养和药敏结果再做药物调整,同时需考虑药物对哺乳的影响。

使用原则:①选用广谱抗生素,同时能作用革兰阳性菌和阴性菌、需氧菌和厌氧菌。②给药时间和途径要恰当。③给药剂量充足,要保持血药有效浓度。

对于阴道分娩产后子宫轻度感染者可选择口服抗生素,中、重度患者,特别是剖宫产术后子宫感染者需选择静脉用或肌内注射抗生素。20 世纪 80 年代中后期选择广谱青霉素,如哌拉西林、头孢菌素及 β- 内酰胺酶抑制药,如阿莫西林克拉维酸、替卡西林克拉维酸及头孢哌酮/舒巴坦等治疗产褥感染,针对厌氧菌可选用甲硝唑或替硝唑等。亚胺培南/西司他汀对引起产褥感染常见的耐药细菌如肠球菌、金黄色葡萄球菌、脆弱拟杆菌及铜绿假单胞菌等均有杀灭作用,宜作为保留抗生素,限用于盆腔脓肿及其他抗生素治疗无效的严重感染。

三、病情与疗效评价

抗生素治疗 2～3d,体温仍持续不退,腹部症状、体征无改善者,应考虑以下情况。

(1)细菌耐药,根据药敏结果及时更换抗生素。

(2)抗感染治疗剂量不当。

(3)抗感染治疗时间晚。

(4)诊断错误,需重新评估病情,缜细的体格检查,鉴别诊断排除其他导致产褥期发热疾病。

(5)盆腔或手术切口脓肿形成;可疑盆腔脓肿需行仔细的妇科检查及 B 超检查明确诊断。盆腔脓肿以子宫直肠窝陷窝脓肿为多见。根据脓肿位置可行经腹或后穹隆切开引流,若会阴部伤口或腹部切口感染则行切开引流术。

(6)药物热。

第二节　剖宫产术后腹部伤口感染

感染高危因素包括:高龄、肥胖、糖尿病、营养不良、手术止血不良、血肿形成、缝线过密、异物残留、贫血、破膜时间长(>24h)、产程延长(>12h)、羊膜腔感染、手术时间过长、应用糖皮质激素或免疫抑制药、急诊剖宫产手术。

感染细菌种类常常与剖宫产手术中从羊水中培养的细菌相似,主要包括金黄色葡萄球菌、粪链球菌和大肠埃希菌,少数有 A 组链球菌、拟杆菌、芽孢梭菌等。

剖宫产后临床常见腹部伤口感染类型如下。

1.腹部切口脓肿

是最常见的感染类型,由 A 组溶血性链球菌以外的细菌感染所致。

2.腹部切口蜂窝织炎

常由 A 组溶血性链球菌感染所致。

3.腹部切口坏死性感染

是最严重的感染类型,由芽孢梭菌感染所致,其可释放大量外毒素导致正常组织特别是肌肉发生坏死。

一、诊断与鉴别诊断

1.腹壁切口蜂窝织炎

常在术后 24h 出现,患者表现为高热、心率增快,炎症范围可迅速扩大,发展为典型的蜂窝织炎。

2.腹壁切口脓肿

多在术后 4d 出现,患者常合并子宫感染,患者体温持续升高,腹壁切口疼痛、局部红肿、压痛,严重感染时局部组织坏死或切口裂开。

3.腹壁切口坏死性感染

最早出现的症状为进行性加重的疼痛。早期表现为切口局部水肿、压痛,局部引流液为污浊、有臭味的血清样液。伤口局部存有气体,在水肿部位可出现捻发音,随着伤口肿胀,邻近皮肤变为黄色或青铜色。可出现体温升高,但多低于 38.3℃。此类型感染目前已较少见,但一旦出现,则感染十分严重,病死率较高,需及时有效应用抗生素。

腹部切口感染的诊断依据包括局部红肿、压痛、流脓等。部分表现不典型的感染可以进行超声检查或穿刺检查,对穿刺液进行涂片革兰染色和细菌培养。

二、治疗方案及选择

治疗前首先要对感染伤口进行需氧菌和厌氧菌培养,同时取伤口分泌物涂片进行革兰染色初步确定致病菌为革兰阴性、阳性菌或混合感染。

1.腹壁切口脓肿

拆除伤口缝线,预防感染进一步扩散。抗微生物治疗常需联合应用抗生素或选用广谱抗生素,抗生素选择原则同子宫感染。

2.腹壁切口蜂窝织炎

此类型感染无需切开伤口和引流,关键为诊断和抗生素应用。临床多选择广谱抗生素,如氨苄西林/舒巴坦、头孢西丁、头孢唑肟等。

3.坏死性感染

对于芽孢梭菌感染者首选大剂量青霉素,过敏者则选用红霉素或氯霉素。怀疑非芽孢梭菌感染者,则加用克林霉素和氨基糖苷类抗生素。同时应尽早清创处理,切除被感染的组织。

4.感染类切口

不主张局部抗生素应用,建议全身应用抗生素。

三、病情与疗效评价

有以下情况,可予出院:体温正常 24～48h;脉率正常 24～48h;手术切口部位无红肿、压痛及流脓;肠道功能恢复,可以常规进食;行动自如。

第三节　血栓性静脉炎

产后血栓性静脉炎多发生在产褥感染的同时或之后,分为盆腔内血栓性静脉炎和下肢血栓性静脉炎。与血栓形成的因素有静脉内血流缓滞、静脉壁损伤和高凝状态。病原菌多为厌氧菌。

子宫胎盘附着面的血栓感染向上蔓延可引起盆腔内血栓性静脉炎,可累及卵巢静脉、子宫静脉、髂内静脉、髂总静脉及阴道静脉,尤以卵巢静脉最常见。病变常为单侧,左侧卵巢静脉炎可扩展至左肾静脉甚至左侧肾,右侧卵巢静脉炎则扩展至下肢静脉。子宫静脉炎可扩展至髂总静脉。下肢血栓性静脉炎系盆腔静脉炎向下扩展或继发于周围结缔组织炎症所致。

血栓性静脉炎的病程常持续较久,最后炎症消退,血栓机化。感染血栓脱落进入血液循环,引起脓毒血症、感染性休克及脓肿形成,其中以肺脓肿、胸膜炎及肺炎最为常见。其次为肾脓肿,也可累及皮肤和关节引起局部脓肿。

一、诊断与鉴别诊断

(一)临床表现

1.盆腔血栓性静脉炎

患者多于产后 1～2 周继子宫内膜炎后,连续出现寒战、高热。常在严重的寒战后体温急剧上升,达到甚至超过 40℃,1～2h 又下降至 36℃左右。如此反复发作,持续数周。同时可伴有下腹部持续疼痛,疼痛可放射至腹股沟或肋脊角。由于病变部位较深,多无肯定的阳性体征。下腹软,但有深压痛。子宫活动受到限制,移动宫颈时可引起病侧疼痛,有时可扪及增粗及触痛明显的静脉丛。有少数患者表现为急性腹痛,剖腹探查后方能确诊。

2.下肢血栓性静脉炎

下肢血栓性静脉炎的临床症状随着静脉形成部位而有所不同。患者多产后1～2周出现持续发热和心动过速。髂静脉或股静脉栓塞时,可影响下肢静脉回流,出现下肢疼痛、肿胀、皮肤发白、局部温度升高及栓塞部位压痛,有时可触及硬索状有压痛的静脉。小腿深静脉栓塞时出现腓肠肌及足底部疼痛和压痛。血栓感染化脓时形成脓毒血症,导致感染性休克、肺脓肿、胸膜炎、肺炎和肾脓肿等,出现相应的症状和体制,也可累及皮肤、关节引起局部脓肿,或因过度消耗、全身衰竭而死亡。

(二)辅助检查

1.下肢静脉压测定

正常人站立时下肢静脉压为 $130cmH_2O$,踝关节伸曲活动时,压痛下降为 $60cmH_2O$,停止活动20s后压力回升。下肢主干静脉有血栓形成阻塞时,无论患者休息或活动,下肢静脉压力均明显升高,停止活动后压力回升时间一般为10s。

2.其他

下肢静脉照影和超声多普勒下肢静脉血流图测定,下肢静脉造影对诊断有确诊价值,另可选择 CT 和 MRI 检查。

二、治疗方案及选择

(1)一般治疗:抬高患肢,不建议卧床休息,即便没有不适,一旦发现肿胀迹象即可穿着弹力袜或间断充气压迫装置。下肢静脉栓塞时可局部敷中药活血化瘀治疗。

(2)积极控制感染,选择对需氧菌和厌氧菌均有较强作用的抗生素。

(3)剂量抗生素治疗后体温仍持续不降者,可加用肝素治疗。

1)初始治疗:静脉给予肝素(5000～10000)U 作为负荷量,后以(1000～2000)U/h 维持;或用低分子肝素(达肝素钠每次 5000U,每日 3 次皮下注射)。用药期间检测凝血功能并动态监测血小板计数。

2)维持治疗:肝素每次 10000U 或低分子肝素每次 5000U,每日 3 次皮下注射。24～48h 体温可下降,肝素需继续治疗 10d。如肝素治疗无效,则需进一步检查有无脓肿存在。

考虑化脓性血栓播散,可结扎发生栓塞性静脉炎的卵巢静脉或下肢静脉。

鼓励产妇产后早下床活动,不能离床活动者可在床上活动下肢;预防和积极治疗产褥感染。

第四节 产褥期抑郁症

产褥期抑郁症是指产妇在产褥期内出现抑郁症状,是产褥期精神疾病常见的一种类型。其病因不明,可能与遗传因素、心理因素、内分泌因素和社会因素等有关。

一、诊断与鉴别诊断

(一)临床依据

临床主要表现为抑郁,多在产后 2 周内发病,产后 4～6 周症状明显。产妇多表现为心情压抑、情绪低落、思维缓慢和意志行为降低,症状具有晨重夕轻的变化。有些产妇还可表现为对生活、家庭缺乏信心,"提不起精神",主动性兴趣减退、愉快感缺乏,思维活动减慢、言语减少,多数有食欲、性欲下降,某种程度的睡眠障碍。患者流露出对生活的厌倦,容易产生自卑、自责、绝望,某些产妇有思维障碍、迫害幻想,甚至出现伤婴或自杀行为。

目前无统一的诊断标准。1994 年美国《精神疾病的诊断与统计手册》中制定了产褥期抑郁症的诊断标准如下。

(1)产后 4 周内出现下列 5 项或 5 项以上的症状,其中必须具备下列①、②两项:①情绪抑郁。②对全部或多数活动明显缺乏兴趣或愉悦。③体重显著下降或增加。④失眠或睡眠过度。⑤精神运动性兴奋或阻滞。⑥疲劳或乏力。⑦遇事皆感毫无意义或自责感。⑧思维力减退或注意力涣散。⑨反复出现死亡想法。

(2)在产后 4 周内发病,排除器质性精神障碍,或精神活性物质和非成瘾物质所致。

(二)检查项目及意义

针对抑郁障碍尚无特异性检查,除了进行全面的体格检查外,包括神经系统检查、妇科检查外,还需进行辅助检查及实验室检查如血糖、甲状腺功能、心电图等。另以下的检查具有一定的意义。

1.地塞米松抑制试验

在晚 11 时给患者口服地塞米松 1mg,次日清晨 8 时、下午 4 时及晚上 11 时各取血一次测量皮质醇含量,如含量下降表明功能正常,为试验阴性;如皮质醇含量不下降,则为地塞米松抑制试验阳性。该试验临床的敏感性及特异性均不高,但可用于预测产褥期抑郁症的复发。

2.甲状腺素释放激素抑制试验

先测定基础促甲状腺素,再静脉注射 500mg 促甲状腺素释放激素,15min、30min、60min、90min 后均测定促甲状腺素。抑郁症患者促甲状腺素上升低于 7mU/mL,其异常率可达 25%～70%。如将此试验与地塞米松抑制试验联合检查能对抑郁症的诊断更有意义。

3.临床量表的应用

临床量表较多,使用较广泛的为由 Zung 编制的抑郁自评表(SDS)和属于他评的汉密尔顿抑郁量表。

二、治疗方案及选择

通常需要治疗,包括心理治疗和药物治疗。

1.药物治疗

(1)氟西汀(百忧解):选择性抑制中枢神经系统 5-羟色胺的再摄入,延长和增加 5-羟色胺的作用,从而产生抗抑郁作用。具有高效、不良反应较小、安全性高的特点。剂量:每日 20mg,分 1～2 次口服,根据病情可增加至每日 80mg。

(2)帕罗西汀:通过阻止 5-羟色胺的再吸收而提高神经突触间隙内 5-羟色胺的浓度,从而产生抗抑郁作用。每日 20mg,1 次口服,连续用药 3 周后,根据病情增减剂量,1 次增减 10mg,间隔不得少于 1 周。舍曲林的作用机制同帕罗西汀,每日 50mg,1 次口服,数周后可增加到每日 100～200mg。

(3)阿米替林:为常用的三环类抗抑郁药,抗抑郁效果好,价格低,同时兼有抗焦虑和促睡眠的作用,但不良反应较大。每日 50mg,分 2 次口服,逐渐增加到每日 150～300mg,分 2～3 次口服。维持剂量 50～150mg/d。

2.心理治疗

关键在于根据患者的个性特征、心理状态、发病原因给予足够的社会和心理支持,同时设计和选择个体化的心理治疗方法。

3.婚姻家庭治疗

是以夫妻或家庭为基本单元,夫妻、家庭成员共同参与作为治疗对象的一种治疗方式,对抑郁症产妇缓解症状及预防复发具有良好的疗效。

第七章　产科急症

第一节　胎膜早破

胎膜破裂发生在产程正式开始前称为胎膜早破(PROM),发生率约 10%。未足月胎膜早破(PPROM)是指发生在妊娠 20 周以后,未满 37 周胎膜在临产前破裂。发生率国外报道为 5%~15%,国内为 2.7%~17%,30%~40% 的早产与 PPROM 有关,其中 25% 出现在妊娠 26 周前。

长期以来,胎膜早破的处理是产科临床中较为棘手的问题,若处理不当,可能并发羊膜腔感染、胎盘早剥、羊水过少、早产、胎儿窘迫和新生儿呼吸窘迫综合征等,从而导致孕产妇感染率和围生儿病死率及死亡率显著升高。

一、诊断与鉴别诊断

大部分胎膜早破症状明显,根据孕妇病史和临床检查容易诊断,但少数患者症状不明显,需辅助检查配合诊断。

1.患者病史和体检

妊娠 20 周后孕妇主诉在宫缩发动前出现阴道流液,阴道窥器检查见羊水自宫颈口流出,后穹隆有较多的液体,混有胎脂、胎粪及毳毛。对于未足月胎膜早破患者,应避免阴道指检时上顶胎头来诊断,这种操作可能促使孕妇临产。高位破膜仅有少量液体间断自阴道流出,应与浆液性分泌物增多的阴道炎相鉴别。

2.辅助检查

(1)石蕊试纸测试:正常阴道分泌液 pH 为 4.5~5.5,羊水 pH 为 7.0~7.5,若石蕊试纸测定阴道流出液 pH>6.5 时多考虑为羊水。精液、碱性尿液、滑石粉等可影响其准确性。

(2)阴道液涂片:干燥后镜检见羊齿状结晶,阴道液涂片于玻璃片上,酒精灯加热 10min 变为白色为羊水,变为褐色为宫颈黏液。

（3）生化标志物:进行生化标志物检查时要考虑其实用性及费用,一般仅用于高度怀疑 PPROM,而简单的检查并不能确定诊断的孕妇。这些标志物包括胎儿纤维结合素(fFN)、甲胎蛋白(AFP)、人绒毛膜促性腺激素(hCG)、二胺氧化酶(DAO)和胰岛素样生长因子结合蛋白 1(IGFBP-1)等,其中,fFN 是诊断价值最高的标志物,当宫颈及阴道分泌物内 fFN>0.05mg/L 时,易发生胎膜早破。

（4）超声检查:超声可动态观察羊水量变化,当出现前羊膜囊消失、羊水量持续减少、羊水池<3cm 均提示胎膜已破。

二、治疗方案及选择

（一）足月妊娠胎膜早破

一般在破膜后 24h 内自行临产者达 90%。对于无宫内感染,无合并产科手术指征的头先露的孕妇,在破膜 12h 后预防性使用广谱抗生素,破膜后 12~24h 仍未发动宫缩的孕妇,根据孕妇宫颈成熟度,选择前列腺素或缩宫素进行引产,以减少宫内感染的机会。对胎位异常(臀位、横位)或合并产科手术指征应尽快剖宫产终止妊娠。在孕妇期待治疗期间,观察体温、羊水性状、血常规及 CRP 变化,如有宫腔感染则提示需尽快终止妊娠,以避免对母儿的不利影响。

（二）未足月胎膜早破

对于未足月胎膜早破患者,临床处理依据孕周、胎儿成熟度及无羊膜腔感染决定。依据孕周将胎儿分为无生机的 PPROM(<24 孕周)、远离足月的 PPROM(24~31 孕周)和接近足月的 PPROM(32~36 孕周)。孕妇入院时需仔细核对孕周,对于月经周期不规则孕妇应结合早孕 B 超检查数据仔细核对孕周。

1.无生机的 PPROM

目前治疗条件不足,花费巨大,且需数周或更长时间才能获得生存的可能,母儿感染风险极大,故不宜继续妊娠,以引产为宜。

2.远离足月的 PPROM

连续监测羊膜腔感染情况、宫缩情况、有无胎盘早剥、羊水量、胎儿生长发育情况,需卧床休息,联合应用糖皮质激素、宫缩抑制药及抗生素,出现羊膜腔感染、胎儿窘迫、胎盘早剥或宫缩不能抑制时,则终止妊娠。情况稳定可等待至妊娠 34 周后分娩。

3.接近足月的 PPROM

妊娠 34～36 周的 PPROM,延长孕周并不能明显减少围生儿病率,期待治疗可能增加母儿感染的发生,短期内未临产应引产。32～33 孕周,如胎肺没有成熟,应用宫缩抑制药联合糖皮质激素和抗生素治疗,48h 后分娩或 34 周后终止妊娠,如证实胎肺已成熟,处理上同孕 34～36 周的 PPROM 相同。

(三)期待治疗

目前认为,孕周≥34 周、胎肺基本成熟、胎儿具有生存能力,应考虑尽快终止妊娠以避免并发症的出现。而孕周<34 周者,由于胎龄小,易发生新生儿呼吸窘迫综合征,延长孕周的重要性大于发生羊膜腔感染的可能性,因此宜采取期待疗法。

1.适应证

对药物无禁忌;无延长妊娠的禁忌;胎儿健康并可继续妊娠;孕周应在 24～34 周。

2.禁忌证

胎死宫内,严重的胎儿生长受限,胎儿窘迫、绒毛膜羊膜炎、严重的产前出血,合并重度子痫前期或子痫。

3.药物治疗

促胎肺成熟药物、抗生素及宫缩抑制药是期待治疗的"三个法宝"。促胎肺成熟的作用机制为:与肺泡Ⅱ型细胞的特异性受体结合,产生多种糖皮质激素相关蛋白,然后作用于肺泡Ⅱ型细胞,促进肺表面活性物质的合成和释放,从而降低肺内毛细血管渗透压,减轻肺水肿,降低新生儿呼吸窘迫综合征的发生,糖皮质激素还能增加肺的依从性,加速肺抗氧化酶系统的发育成熟,改善肺泡功能能减少坏死性小肠炎、脑室内出血的发生,且不增加母儿感染的风险。其最佳作用时间是分娩前 24h 至 7d。若用药后不到 24h 即分娩,仍可减少新生儿呼吸窘迫综合征的发生。

(1)促胎肺成熟药物:常用的糖皮质激素类型有倍他米松和地塞米松,两者是同分异构体,生物学活性类似,均能通过胎盘屏障,且免疫抑制作用相对较弱。倍他米松血浆峰值低,半衰期长,有充分时间与受体结合,需要注射之次数少且对新生儿肾上腺抑制作用小。对比两种药物的效果和不良反应,倍他米松更显著地降低早产儿并发症的发生率,但可引起暂时性胎动减少、胎心率变异下降和胎儿呼吸减慢,易导致错误的临床干预。

给药途径通常选择肌内注射,由于静脉注射药物排泄快故不作为首选,而口服给药吸收缓慢、起效时间较长,也不作为常规给药途径。妊娠合并糖尿病的孕妇采用羊膜腔内注射给药,可减少糖皮质激素对血糖的影响。地塞米松 6mg,每 12h 肌内注射 1 次,共 4 次;或倍他米松 12mg,肌内注射,每日 1 次,共 2 次。紧急时可经羊膜腔或静脉注射地塞米松 10mg。28 周前已经用了 1 个疗程糖皮质激素的 PPROM 患者,28 周后可考虑再用 1 个疗程。

(2)抗生素应用:PPROM 患者预防性应用抗生素的价值是肯定的,PPROM 孕妇常规应用抗生素能够通过以下两个方面改善母儿的预后:应用抗生素治疗能够降低孕妇或新生儿的感染率;应用抗生素治疗可以有效延长孕龄,降低新生儿呼吸窘迫综合征、脑室内出血、坏死性小肠结肠炎的发生率,最终达到改善新生儿结局的目的。

抗生素种类的选择及用法:临床上应重视病原学检查,根据阴道培养结果来选择抗生素的种类,B 族链球菌感染,给予 3d 或 7d 氨苄西林;淋球菌感染,使用头孢曲松 250mg,肌内注射;衣原体或支原体感染,选用红霉素 1g,顿服;对于感染的微生物不明确的患者,目前主张给予预防性应用广谱抗生素,常用的抗生素有青霉素类、β-内酰胺类抗生素、红霉素等,一般选择静脉给药,疗程为 3～7d。

(3)宫缩抑制药:使用宫缩抑制药的最大益处可能在于能延长妊娠时间 48～72h,应抓紧利用这一时间,及时给予糖皮质激素促胎儿肺成熟,减少新生儿呼吸窘迫综合征的发生,从而降低新生儿发病率和死亡率。因此促胎肺成熟治疗是改善 PPROM 围生儿预后的关键,而宫缩抑制药的应用则是为这种治疗提供时间。使用宫缩抑制药过分延长孕周会增加母儿并发症,因此应根据具体情况来决定宫缩抑制药的疗程,包括有无感染征象、胎儿宫内安危情况、胎儿发育及胎儿存活的可能性等。

宫缩抑制药的种类及用药注意事项:由于 PPROM 发生后,早产常不可避免,应立即使用而不应等到出现宫缩后才使用。目前通常把宫缩抑制药分为六大类:β 受体激动药,利托君;硫酸镁;缩宫素受体拮抗药,阿托西班;钙通道阻滞药,硝苯地平;前列腺素合成酶抑制药,吲哚美辛;一氧化氮供体,硝酸甘油。

前三者为常用药物,在使用 β 受体激动药和硫酸镁时需注意药物使用禁忌证,密切观察母儿状况,避免出现肺水肿、电解质紊乱、糖代谢紊乱等严重并发症。缩宫素受体拮抗药疗效抑制宫缩效果较好,但由于价格高昂,一般用于 β 受体激动药和硫酸镁治疗失败患者。

4.期待治疗的监测内容

每日监测孕妇体温、心率,检查子宫是否有压痛,观察羊水性状、有无异味;注意胎动及胎心变化;血常规及 C 反应蛋白每 2～3 天检查一次;每周 1～2 次超声检查。连续监测中出现临产、绒毛膜羊膜炎、胎盘早剥、胎儿窘迫的征象,无论孕周大小,均应终止妊娠。

5.胎儿状况评估

胎膜破裂后,因感染和羊水过少,可能使胎儿受累,宫内感染时胎儿行为的改变被认为是因为前列腺素浓度升高引起,感染可引起绒毛膜或脐血管收缩使胎盘血管阻力增高,胎盘循环的这些变化可以影响胎儿的氧合作用,导致胎儿循环、心率和行为的改变。胎儿生物物理相(BPS)包括胎动(FM)、胎儿呼吸运动(FBM)、非激惹试验(NST)、胎儿肌张力(FT)、羊水量(AFV)、胎盘分级(P)。BPS$\geq$8分和$\leq$7分时感染率分别为2.7%和93.7%,NST无反应型和FBM缺如是胎儿隐性感染的主要表现,而FM和FT减少是感染晚期征象。对PPROM患者每日鉴测脐动脉S/D,如果S/D比值逐渐升高至超过正常的15%,则对组织学绒毛膜羊膜炎的诊断价值大大提高。宫内感染与NST无反应或胎儿心动过速是密切相关的,建议对PPROM患者每日做NST检查。

6.绒毛膜羊膜炎的监测

绒毛膜羊膜炎实际上是一个病理学诊断名词,指绒毛、羊膜有大量炎细胞浸润,提示微生物浸入该部位发生炎症,其实宫腔内均已被累及。因此又称为宫内感染。其诊断标准为:发热,体温$\geq$37.5℃,间隔4h;白细胞计数$>16\times10^9$;CRP高于正常的30%以上;红细胞沉降率加快$>$60mm/h;子宫易激惹或压痛;心动过速,母心率$>$100次/分,或胎心率$>$160次/分;羊水有臭味;羊水细菌培养阳性。

三、病情与疗效评价

分娩不可避免时,应协助孕妇做出分娩方式的抉择。选择何种分娩方式应结合临床综合考虑。不能一味强调阴道分娩,也不能过早选择剖宫产。在无明确的剖宫产指征时应选择阴道试产,产程中进行电子胎心监护,有异常情况应放宽剖宫产指征。阴道分娩过程中,全程胎心监护,应常规做会阴切开,以缩短第二产程和胎头受压时间,减少新生儿颅内出血的发生率,但不主张预防性使用产钳助产。避免阴道助产,早产儿颅内出血的危险性较足月儿明显增加,而阴道助产手术更是增加颅内出血的可能,应尽可能避免,及早选择剖宫产为宜。

剖宫产麻醉一般选择硬膜外麻醉。硬膜外麻醉镇痛效果好,腹壁肌肉松弛,血压及麻醉平面容易控制。但缺点是从麻醉操作开始到出现良好的镇痛效果需要时间较长。而腰硬联合麻醉镇痛效果好,发挥作用快,肌松充分,缺点是易发生仰卧位低血压,造成胎儿缺血、缺氧,影响出生后的复苏和抢救。术式一般选择子宫下段剖宫产术。但如破膜时间长,尤其是存在宫内感染时,可选择腹膜外剖宫产术,以避免腹腔内污染,减少术后母体并发症。尽量避免采用古典式剖宫产术。手术切口必须保证手术切口足够大,使胎头娩出顺利,尽量减少挤压胎头。吸净羊水,防止羊水进入盆腹腔增加感染,同时减少羊水栓塞和减少新生儿吸入的机会。彻底清理盆腹腔内的羊水和积血,冲洗宫腔、盆腹腔和腹壁切口,如怀疑有宫内感染时,应取宫腔羊水或血液进行细菌培养和药敏,以指导术后用药。

早产儿分娩时的处理:早产儿对缺氧的耐受性差,产程中应注意吸氧。慎用抑制胎儿呼吸中枢的药物,同时避免创伤性分娩。应配备一支有产科、新生儿科和麻醉科医生组成的抢救小组,分娩时均要在场,通力合作,有助于提高早产儿的成活率,减少新生儿病死率。

第二节 羊水栓塞

羊水栓塞是分娩过程中或产后短期内羊水及其有形成分进入母体血液循环,引起肺栓塞、休克、弥散性血管内凝血及肾衰竭等一系列严重症状的综合征。临床上少见,但来势凶险,产妇死亡率高,可达 80% 以上。近年来,对其认识提高了,死亡率有所下降。

一、诊断依据

1.临床症状

(1)病史:常为胎膜已破及宫缩过强,尤其易发生在产前静脉滴注催产素者。也可发生在子宫有异常血窦开放而致羊水进入母血循环,如剖宫产、胎盘早剥、前置胎盘等。

(2)呼吸系统衰竭:胸闷、气短、呼吸困难、发绀、咳嗽。

(3)循环系统衰竭:心率加快、血压下降、昏迷、休克。

(4)DIC 表现:全身多处出血及血液不凝。

(5)羊水栓塞的临床经过可分三期,即休克期、出血期、急性肾衰竭期。症状不一定同时出现,也不一定按阶段出现。

2.辅助检查

(1)腔静脉插管取血,血中查见羊水成分如鳞状上皮、毳毛、头发等,或尸检心脏穿刺抽血及肺小动脉内找到羊水成分。

（2）血液检查符合 DIC 表现。

（3）床边 X 线心肺摄片可见肺部有弥漫性、片状浸润影，沿肺门周围分布，伴右心扩大及轻度肺不张。

（4）晚期可有肾功能改变。

二、治疗

1.纠正呼吸循环衰竭

（1）纠正缺氧：面罩吸氧或气管插管机械通气，积极阻断 ARDS 的发生。

（2）纠正肺动脉高压：盐酸罂粟碱 30～60mg 加入 10％葡萄糖注射液中静脉注射；酚妥拉明 10mg 加入 5％葡萄糖注射液 100mL 中静脉滴注。

（3）防止心力衰竭：西地兰 0.4mg 加入 25％葡萄糖注射液 20mL 中静脉注射。

（4）呼吸心跳骤停时，实施心肺复苏。

2.抗休克

（1）补充血容量：可用晶体液、胶体液，输血时最好用新鲜血，最好监测中心静脉压。

（2）血管活性药物：补充血容量后血压仍不稳可用多巴胺 40mg 加入 10％葡萄糖注射液 500mL 中静脉滴注。

3.抗过敏

地塞米松 20～40mg 静脉注射或静脉滴注，抑或氢化可的松 200mg 静脉滴注。

4.防治 DIC

（1）肝素钠：用于治疗羊水栓塞早期的高凝状态，尤其在发病 10min 内使用效果更好。

（2）补充凝血因子：可及时输新鲜血或血浆、纤维蛋白原等。

（3）抗纤溶药物：纤溶亢进时，可静脉滴注氨基己酸、氨甲苯酸、氨甲环酸等。

5.防治肾衰竭

（1）少尿时，给予呋塞米或甘露醇治疗。

（2）必要时透析治疗。

6.预防感染

选用对肾脏影响小的广谱抗生素。

7.产科处理

（1）宫口未开全，临产或静脉滴注催产素时发生羊水栓塞，首先停用催产素，按上述处理同时行剖宫产术。

(2)宫口开全接近分娩,先露低,行产钳或胎头吸引器助娩。

(3)已分娩,DIC、产后出血无法控制者,可做全子宫切除术。

第三节　胎儿窘迫

胎儿在子宫内因急性或慢性缺氧危及其健康和生命者,称为胎儿窘迫。胎儿窘迫发生率为 2.7%～38.5%。胎儿窘迫可分急性及慢性两种:急性常发生在分娩期;慢性发生在妊娠晚期,但可延续至分娩期并加重。

一、诊断与鉴别诊断

(一)临床依据

(1)胎动异常。

(2)羊水量减少或羊水粪染。

(3)胎心听诊异常。

(4)胎儿监护异常。

(5)胎儿头皮血 pH 提示胎儿酸中毒。

(二)检查项目及意义

1.胎儿电子监护

孕晚期最常用的评估胎儿宫内安危的方法。无应激试验 NST(＋),提示胎盘功能良好,1 周内无胎儿死亡风险。NST 可疑或阴性,有胎儿缺氧可能,需及时复查或进一步检查明确诊断。OCT(＋),说明胎盘功能低下。胎心监护只能作为胎儿缺氧的筛查手段,很有价值,只要胎儿处于缺氧状态,胎儿监护基本上均出现异常或可疑图形,但它们的出现并不一定合并代谢性酸中毒存在,不能反映有无酸中毒存在及其程度,在用于诊断胎儿窘迫时,假阳性率高,须综合分析。

2.B 超检查

监测胎动、胎儿呼吸样运动、胎儿肌张力、羊水量,联合 NST 结果胎儿生物物理评分,≤3 分提示胎儿窘迫,4～7 分为胎儿可疑缺氧。

3.羊膜镜

在羊膜未破时,用羊膜镜观测有胎粪污染羊水量的多少可了解胎儿是否存在缺氧。

4.脐动脉 S/D

评估胎盘血管阻力,孕晚期脐动脉 S/D>3,或出现脐动脉舒张期血流缺失或倒置,提示胎儿预后不良。

5.胎儿头皮血 pH 测定

为有创性检查手段,胎儿头皮血 pH 与胎儿全身的酸碱状态密切相关,可代表胎儿全身的酸碱状态,减少胎儿监护的假阳性。

(三)诊断思路和原则

1.急性胎儿窘迫

多发生在分娩期,常因脐带脱垂、前置胎盘大出血、胎盘早剥、产程延长或宫缩过强及不协调等引起。

(1)胎心率异常:胎心率变化是急性胎儿窘迫的一个重要征象。缺氧早期,胎心率于无宫缩时加快,>160bpm;缺氧严重时胎心率<110bpm。胎儿电子监护 CST 可出现频发晚期减速、重度变异减速。胎心率<100bpm,基线变异<5bpm,伴频繁晚期减速提示胎儿缺氧严重,随时胎死宫内。

(2)羊水胎粪污染:羊水污染程度与胎粪排出时间及量有关,排出时间越长,污染颜色越深,羊水越黏稠。根据程度不同,羊水污染分 3 度:Ⅰ度浅绿色,常见于胎儿慢性缺氧。Ⅱ度深绿色或黄绿色,提示胎儿急性缺氧。Ⅲ度呈棕黄色,稠厚,提示胎儿缺氧严重。羊水胎粪污染出现的时间对诊断胎儿窘迫很重要,临产早期出现羊水胎粪污染,尤其是黏稠者,胎儿窘迫、新生儿窒息均增加;分娩时近胎儿娩出时,胎粪的排出不能完全预示胎儿窘迫,尤其无其他窘迫体征时;原来羊水清,经一段产程后出现胎粪污染者,胎儿窘迫发生率增加。

(3)胎动异常:缺氧初期为胎动频繁,继而减弱及次数减少,进而消失。每 12h 胎动<10 次应低考虑缺氧状态,胎动消失后平均 12~48h 胎心消失。

(4)酸中毒:胎儿缺氧与酸中毒之间关系密切,采集胎儿头皮血进行血气分析,可反映胎儿宫内安危情况。胎儿正常 pH>7.25~7.30。pH<7.2,PCO_2>60mmHg 可诊断为胎儿酸中毒。

2.慢性胎儿窘迫

主要发生在妊娠晚期,往往延续至临产并加重。多因妊娠期高血压疾病、妊娠合并高血压、慢性肾炎、糖尿病、严重贫血及过期妊娠等所致。

(1)宫高、腹围小于正常:持续慢性胎儿缺氧,使胎儿生长受限,各器官体积减小,胎儿体重低,表现为宫高、腹围低于同期妊娠第 10 百分位数。

(2)胎动减少或消失:胎动过频或胎动减少均为胎儿缺氧征象,每日监测胎动可预测胎儿安危。胎动每 12h<10 次为胎动减少,是胎儿缺氧的重要表现之一。临床上常见胎动消失 24h 后胎心消失,应予警惕。

(3)胎儿电子监护异常:NST 表现无反应型,即持续监护 20～40min,胎动时胎心率加速<15bpm,持续时间<15s,基线变异频率<5bpm。OCT 可见频繁重度变异减速或晚期减速。

(4)脐动脉 S/D 增高:孕晚期脐动脉 S/D>3,或出现脐动脉舒张期血流缺失或倒置,胎儿预后不良。

(5)胎儿生物物理评分低下:根据 B 超监测胎动、胎儿呼吸运动、胎儿肌张力、羊水量及胎儿电子监护 NST 结果进行综合评分,≤3 分提示胎儿窘迫,4～7 分为胎儿可疑缺氧。

(6)羊水胎粪污染:通过羊膜镜检查可见羊水浑浊呈浅绿色、深绿色及棕黄色。

二、治疗方案及选择

(一)急性胎儿窘迫

应采取果断措施寻找原因并予以处理。立即停滴缩宫素,阴道检查评估宫口情况,若发现脐带脱垂,应回纳脐带等。面罩或鼻导管持续给氧,每分钟氧流量10L。根据产程进展,决定分娩方式,尽快终止妊娠,做好新生儿抢救准备。

1.宫口未开全

出现下列情况之一者,应立即行剖宫产术。胎心率<120bpm 或>180bpm 伴羊水污染;羊水污染Ⅲ度,伴羊水过少;胎儿电子监护 CST 或 OCT 出现频繁晚期减速或重度变异减速;胎儿头皮血 pH<7.20。

2.宫口开全

胎头双顶径已过坐骨棘平面以下,尽快经阴道助产。

(二)慢性胎儿窘迫

应针对病因,视孕周、胎儿成熟度及胎儿窘迫程度决定处理。

1.一般处理

左侧卧位。每日吸氧 2～3 次,每次 30min。积极治疗妊娠合并症及并发症。

2.期待疗法

孕周小,胎儿娩出后存活可能性小,尽量非手术治疗以期延长胎龄,同时促胎儿成熟,等待胎儿成熟后终止妊娠。

3.终止妊娠

妊娠近足月,胎动减少,OCT 出现频繁的晚期减速或重度变异减速,胎儿生物物理评分＜4分者,均应以剖宫产终止妊娠为宜。

三、病情与疗效评价

(1)胎心监护,及时发现胎儿缺氧情况。

(2)羊水粪染程度,评估胎儿缺氧严重程度。

(3)胎儿头皮血进行血气分析,评估胎儿宫内安危情况。

慢性胎儿窘迫期待治疗期间,注意胎动,每日或隔日行胎儿监护,每周测量宫高、腹围,每周进行B超检查,评估胎儿大小,羊水量变化。如胎动减少,合并胎儿监护异常,或羊水过少,提示缺氧加重,需及时剖宫产终止妊娠。

第四节 子宫破裂

子宫破裂是指子宫体部或子宫下段于分娩期或妊娠期发生的破裂。子宫破裂为产科严重并发症之一,威胁母儿生命,主要死于出血、感染休克。绝大多数发生于妊娠28周之后,分娩期最多见。加强产前检查、提高产科质量可使发生率明显下降,是衡量产科质量的标准之一,目前发生率控制在1‰以下。可分为先兆子宫破裂和子宫破裂两个阶段。根据发生原因分为自发性破裂和损伤性破裂;根据发生部位分为子宫体部破裂和子宫下段破裂。根据破裂程度分为完全性和不完全性破裂。

一、诊断与鉴别诊断

(一)临床依据

1.先兆子宫破裂

临产后,胎先露部下降受阻时,强有力的宫缩使子宫下段逐渐变薄,而子宫上段更加增厚变短,在子宫体部与子宫下段之间形成明显的环状凹陷,此凹陷可逐渐上升至脐平甚至脐上,即病理性缩复环。先兆子宫破裂时,孕妇子宫下段膨隆,压痛明显,可见病理性缩复环,孕妇烦躁不安、呼吸、心率增快,膀胱受压充血,出现排尿困难、血尿。由于宫缩过频过强,胎儿血供受阻,胎心率改变或听不清。继续发展,子宫将很快在病理缩复环处及其下方发生破裂。

2.子宫破裂

根据破裂程度,可分为完全性子宫破裂与不完全性子宫破裂两种。

(1)完全性子宫破裂:子宫壁全层破裂,使宫腔与腹腔相通。常发生于瞬间,孕妇突感腹部撕裂样剧痛,随之宫缩消失,疼痛暂时缓解,但随着血液、羊水及胎儿进入腹腔,很快又感到全腹疼痛,并出现脉搏细快、呼吸急促、面色苍白、血压下降等休克征象。在腹壁下可清楚叩及胎体,子宫缩小位于胎儿侧方,检查时有全腹压痛及反跳痛。胎心消失,阴道可能有鲜血流出,量可多可少。拨露或下降中的胎先露部消失(胎儿进入腹腔内),曾扩张的宫口可回缩,若破口位置较低,阴道检查可叩及破口。子宫体部瘢痕破裂时,孕妇不一定出现典型的撕裂样剧痛。

(2)不完全性子宫破裂:子宫肌层全部或部分断裂,浆膜层尚未穿破,宫腔与腹腔未相通,胎儿及其附属物仍在宫腔内。多见于子宫下段剖宫产瘢痕部位。不完全破裂时,腹痛等症状及体征不明显,仅在子宫不全破裂处有压痛。若破裂发生在子宫侧壁阔韧带两叶之间,可形成阔韧带内血肿,此时在宫体一侧可触及逐渐增大且有压痛的包块。胎心音多不规则。如破裂累及子宫动脉,可致急性大出血。

(二)检查项目及意义

1.血常规

观察血红蛋白下降情况判断病情及出血情况。

2.凝血功能检查及 3P 试验

了解凝血功能,为麻醉方式选择及评估病情提供参考。

3.血型、血交叉检查

做好输血准备,补充红细胞及凝血物质。

4.B 超检查

可显示胎儿与子宫破裂的关系,确定破裂的部位。尤其前次妊娠为剖宫产终止妊娠时,妊娠晚期应定期检测子宫下段肌层厚度与连续性,可及时发现不完全性子宫破裂,预防自发性子宫破裂的发生。

(三)诊断思路和原则

(1)重视病史:有无子宫破裂的诱因和高危因素存在,包括以下几方面。

1)子宫手术史:如剖宫产或肌瘤切除史、刮宫、通液、造影等宫腔操作史及穿孔史。

2)子宫畸形和子宫壁发育不良:最常见的是双角子宫或单角子宫。

3)既往妊娠史:多产妇多次刮宫史、感染性流产史宫腔感染史、人工剥离胎盘史、葡萄胎史等,由于上述因素导致子宫内膜乃至肌壁受损,妊娠后胎盘植入或穿透,可致子宫破裂。

4)分娩期注意产程经过,有无头盆不称,胎位不正,胎先露下降停滞,第二产程延长等梗阻性难产表现。是否规范应用宫缩药,有无宫缩过频、过强。是否进行过阴道宫腔操作,如内倒转术和不正规的徒手剥离胎盘术可致子宫破裂。宫口未开全,强行产钳术或臀牵引术可致子宫颈严重裂伤并上延到子宫下段。

(2)典型的子宫破裂根据病史、症状和体征通常可作出临床诊断,不完全性子宫破裂只有在严密观察下方能发现。个别晚期妊娠破裂者,只有出现子宫破裂的症状和体征时方能确诊。必要时可通过 B 超检查子宫肌层和浆膜层的连续性协助诊断。

二、治疗方案及选择

1.先兆子宫破裂

应用镇静药抑制宫缩后尽快剖宫产。孕妇可给予吸入或静脉麻醉,肌内注射盐酸哌替啶 100mg 缓解宫缩,吸氧,开通静脉通道,监测生命体征,备血,术前准备等。

2.子宫破裂

在纠正休克、防治感染的同时行剖腹探查手术,根据子宫破裂的程度与部位,手术距离发生破裂的时间长短,以及有无严重感染而制定不同的手术方式。

(1)子宫破裂时间在 12h 以内裂口边缘整齐,无明显感染,需保留生育功能者,可考虑修补缝合破口。

(2)破裂口较大或撕裂不整齐且有感染可能者,考虑行子宫次全切除术。

(3)子宫裂口不仅在下段,且自下段延及宫颈口考虑行子宫全切术。

(4)前次剖宫产瘢痕裂开,包括子宫体或子宫下段的,如产妇已有活婴应行裂口缝合术,同时行双侧输卵管结扎术。

(5)在阔韧带内有巨大血肿存在时为避免损伤周围脏器,必须打开阔韧带,游离子宫动脉的上行支及其伴随静脉,将输尿管与膀胱从将要钳扎的组织推开,以避免损伤输尿管或膀胱。如术时仍有活跃出血,可先行同侧髂内动脉结扎术以控制出血。

(6)开腹探查时除注意子宫破裂的部位外,还应仔细检查膀胱、输尿管、宫颈和阴道,如发现有损伤,应同时行这些脏器的修补术。

(7)个别被忽略的、产程长、感染严重的病例,为抢救产妇生命应尽量缩短手术时间,手术宜尽量简单、迅速达到止血目的。能否做全子宫切除或次全切除术或仅裂口缝合术加双侧输卵管结扎术,须视具体情况而定。手术前后应用大剂量有效抗生素防治感染。

（8）子宫破裂已发生休克者，尽可能就地抢救，避免因搬运而加重休克与出血。但如限于当地条件必须转院，也应在大量输液输血抗休克条件下以及腹部包扎后再行转运。

三、病情与疗效评价

临产后，在子宫体部与子宫下段之间出现病理性缩复环，为先兆子宫破裂，若立即剖宫产终止妊娠，母婴预后一般良好，若未能及时发现并处理，子宫很快在病理缩复环处触及其下方发生破裂。

随着子宫破裂，胎儿排出至宫腔外，则胎儿存活率很小，病死率为50%～70%。

一旦子宫破裂，监测生命体征，必要时监测中心静脉压，联合尿量监测，评估孕妇是否存在低血容量性休克，急诊查血常规、凝血功能、3P试验，评估失血程度及凝血功能，根据目前的医疗水平，子宫破裂的预后已大大改善，若未能及时治疗，大多数死于出血和继发感染。

第五节　晚期产后出血

晚期产后出血指在分娩24h以后，在产褥期内发生阴道大量出血，或长期持续或间断出血，出血量超过500mL，多发生在产后1～2周，或剖宫产术后2～3周，也有发生在产后6～8周者，也称为产褥期出血，也有学者将晚期产后出血定义在产后24h至12周。

晚期产后出血发生率的高低与各地产前保健及产科质量水平密切相关，有关文献报道其发生率为0.28%，占产后出血的3%～4%。因其大出血可导致产妇发生失血性休克，为产褥期常见的急症。晚期产后出血的病因主要为部分胎盘或胎膜残留、宫腔感染、胎盘原附着部位子宫复旧不全，近年来由于妊娠病理情况及社会因素的增加，对胎儿重视程度高及产妇惧痛等因素的影响剖宫产率逐步上升，剖宫产术后子宫切口感染、裂开逐渐成为晚期产后出血的主要原因。此外，尚有宫腔血块残留、产道血肿、子宫内膜炎、产伤缝合口破裂、子宫黏膜下肌瘤、子宫滋养细胞肿瘤、雌激素抑乳时发生的撤退性出血及产褥早期性交引起阴道壁特别是后穹隆裂伤而发生的大量出血。

一、诊断与鉴别诊断

(一)临床依据

1.病史

(1)病史特点:多发生在产后1~2周,也可延迟至产后2个月左右发生。

(2)症状:常表现为腰痛伴下腹部坠胀不适,或伴有发热;恶露持续时间延长,量增多,血性恶露时间长,或有组织样碎块排出,有时可伴有大量出血;伴有感染时,恶露有臭味或为脓性;可有肛门坠胀感及会阴部的疼痛;大出血者可有面色苍白、出冷汗、恶心、心悸等休克症状。

2.体征

妇科检查阴道及宫颈口可见少量血液,宫颈口多未闭合、松弛,子宫大而软,伴有炎症时可有压痛和体温增高;可并有脉搏细弱、血压下降等休克体征。

(二)检查项目及意义

1.血常规检查

血色素低、白细胞升高、中性粒细胞升高,提示存在贫血和感染情况。

2.宫颈分泌物培养

往往细菌培养阳性。

3.血中绒毛膜促性腺激素(hCG)测定

往往与同期正常产后水平相比明显增高,提示胎盘残留或滋养细胞肿瘤。部分可为正常水平。

4.B超检查

可见子宫增大,宫腔内膜线不清,内有强光团回声,有时可见暗区夹杂。超声检查不但能及时、较准确、无损伤地作出病因诊断,还能及时对疗效作出评价。

5.胸片、头颅CT检查

滋养细胞肿瘤患者可能在胸片及头颅CT中有转移灶。

6.宫腔刮出物做病理检查

宫腔刮出物或子宫切除标本,应送病理检查。

(三)诊断思路和原则

1.病史

阴道流血量多少及时间,腹痛部位及性状,有无组织物排出,阴道分泌物有无异味,有无发热、晕厥等表现,有无发生晚期产后出血的高危因素;子宫下段剖宫产,尤其是试产后的剖宫产;剖宫产术中存在切口延裂及反复缝合止血处理;产褥感染;有多次宫腔操作如分娩过程中手剥胎盘或刮宫史;或疑有胎盘残留者;多次阴道操作、产道损伤者;产后应用过大量雌激素回奶者;产妇有慢性疾病或贫血等。

2.体格检查

生命体征,有无贫血和急性感染征象,妇科检查。

3.辅助检查

血、尿常规了解感染与贫血情况;宫颈或宫腔分泌物培养;B超检查子宫大小,宫腔内有无残留物,子宫复旧情况,有无宫腔积血,剖宫产切口愈合情况等。

二、治疗方案及选择

1.预防为主

(1)加强孕前、孕期检查,强化健康意识。医务人员对于孕产妇加强监护管理,特别是高危产妇、多次流产史等。

(2)加强心理疏导,产妇入院后的过度焦虑使产妇大脑皮质功能紊乱,引发子宫收缩乏力,产程延长导致产后出血。

(3)做好分娩期的处理,第三产程避免强力牵拉脐带,胎盘胎膜娩出后需仔细检查其完整性,疑有胎盘残留时需及时刮宫。

(4)降低剖宫产率,是当今妇产科医护人员共同关注的问题。剖宫产后的患者除子宫出血外尚有伤口感染出血,发生产后出血的危险性更大,止血困难,因此,必须严格掌握剖宫产适应证,做好剖宫产患者的术前、术中、术后的观察,严格无菌操作,观察伤口愈合情况,遵医嘱给予抗生素预防感染,尽可能地降低剖宫产率,预防晚期产后出血的发生。

(5)积极治疗产后出血,对于出现的产后出血,协助医师边抢救边查明原因,及时查找出血的原因,采取相应的治疗措施,以防止晚期产后出血的发生。

(6)产褥期鼓励患者尽早下床活动,有利于恶露的排出,坚持母乳喂养,这些有利于降低晚期产后出血的发生率。

(7)产褥期禁止性生活。

2.治疗

主要是对症处理。

(1)药物治疗:少量或中量阴道流血,应给予足量的广谱抗生素和子宫收缩药(用法同早期产后出血);大量阴道流血者,则需积极抗休克治疗。

（2）刮宫术：疑有胎盘、胎膜及蜕膜残留、宫腔积血或胎盘附着部位子宫复旧不良者，需在抗感染、抗休克治疗同时进行刮宫处理。术前做好备血、建立静脉通路及开腹手术准备，术中动作要轻柔，减少对子宫的损伤，刮出物送病理检查，以明确诊断，刮宫后继续使用抗生素和子宫收缩药物。

（3）髂内动脉结扎术：是一种安全有效的妇产科大出血的急救止血方法，在无法控制的严重盆腔出血时能迅速有效地止血。

（4）经皮髂内动脉栓塞术或选择性子宫动脉栓塞术：必须在有条件的医院进行，该方法安全、可靠、损伤小，可通过造影准确了解盆腔出血部位和出血情况，应用生物海绵选择性地进行栓塞治疗，止血迅速，但治疗前提是患者生命体征平稳，血流动力学稳定。尤其适用于因子宫切口愈合不良引起的晚期产后出血保守治疗无效者。

（5）子宫切除术：目前应用较少，往往是经过上述非手术治疗无效的，再次发生大出血者，应行子宫切除术，尤其是剖宫产术后晚期产后出血者，若为子宫切口裂开应行子宫次全切除术（手术切缘应在剖宫产切口下方）或子宫全切术。而保留子宫，清创缝合术仅适于有生育要求，子宫切口周围组织坏死范围小、炎症反应轻者。

（6）若为肿瘤引起的阴道流血，应做相应的处理。

三、病情与疗效评价

（1）患者生命体征，判断血流动力学是否稳定，有无休克。

（2）B超判断宫腔内是否有残留物及剖宫产切口愈合情况。

（3）血常规、血凝、CRP、血生化等实验室检查。

（4）治愈指标：各项生命体征正常，贫血基本纠正；阴道流血停止，子宫收缩良好。

第六节　产科休克

产科休克是指机体受到与妊娠或分娩等有关病理因素的侵袭后产生全身有效循环血量锐减，导致心、脑、肝、肺、肾等重要器官组织灌流不足，引起严重功能障碍，临床表现以急性微循环衰竭为主的一种综合征，是产科领域中一种急性而严重的并发症，是威胁孕产妇和围产儿生命的主要因素。

产科休克以失血性休克为主，其次为感染性休克或其他特殊原因所致的休克。

因此人们通常把产科休克分为失血性休克和非失血性休克。前者包括了妊娠期失血性休克、分娩期失血性休克和产后失血性休克；后者则指感染性休克、创伤性休克、阻塞性休克、仰卧位低血压综合征、过敏性休克、心源性休克和神经源性休克。

一、诊断与鉴别诊断

（一）临床依据

1.病史

根据病史，了解引起休克的病因。

2.症状及体征

（1）休克早期：意识清楚，自觉口渴，皮肤黏膜开始苍白，皮肤温度正常，发凉。脉搏<100次/分，收缩压正常或稍高，舒张压增高，脉压缩小，周围循环基本正常，尿量无明显异常。此期循环血量减少<20%。

（2）休克期：意识尚清楚，意识淡漠，反应迟钝，感到口渴，皮肤黏膜苍白，皮肤发冷，脉搏100～120次/分，脉搏细弱，收缩压下降至70～90mmHg（1mmHg=0.133kPa），脉压小，表浅静脉塌陷，毛细血管充盈迟缓，尿少（小于每小时30mL），此时休克已进入失代偿期。此期循环血量减少在20%～40%。

（3）休克晚期：意识模糊甚至昏迷，非常口渴，但可能无主诉，皮肤黏膜明显苍白，肢端发绀，皮肤冰冷，肢端为著，收缩压<70mmHg或测不到，表浅静脉塌陷，毛细血管充盈非常迟缓，少尿甚至无尿。休克晚期可能发生循环系统、消化系统、呼吸系统、泌尿系统等多系统功能障碍，诱发多系统、多器官衰竭，甚至出现心脏停搏，此期循环血量减少>40%。

产科休克与各科的休克历程大体相似，但又有其特殊性，无论何种原因引起的休克均容易诱发DIC，因其具有下列特殊因素：①晚期妊娠子宫压迫下腔静脉，回心血量减少，下腔静脉淤血，血液流速缓慢易诱发血栓。②子宫静脉系统扩张，血窦开放易发生羊水栓塞和空气栓塞。③妊娠期子宫压迫输尿管，输尿管扩张，尿潴留容易发生泌尿系统感染。产后或流产后胎盘剥离面，易患子宫内膜炎，宫内感染。④胎儿及其附属物因病理情况，坏死退行性变，可产生外源性凝血质，激活凝血系统。⑤正常孕妇为适应分娩期出血、生理的需要，Ⅰ、Ⅶ、Ⅷ、Ⅸ、Ⅹ凝血因子增加，血凝亢进。

（二）检查项目及意义

1.血常规

红细胞计数、血红蛋白量和血细胞比容测定，如超过正常值时，提示血容量不足及血液浓缩;如数值减少,则提示出血或血液稀释。而感染性休克时,白细胞大多增多,中性粒细胞增多,有中毒颗粒及核左移。

2.溶酶及细胞内功能酶的活性测定

血液中的酸性磷酸酶、β-葡萄糖醛酸酶和组织蛋白酶等溶酶的水平可反映溶酶体裂解情况;乳酸脱氢酶与其同工酶等细胞内功能酶反映细胞坏死程度。酶活性水平高,说明病情恶化。

3.血乳酸含量测定

常用来反映组织无氧代谢的程度,正常值为 $0.6\sim1.8mmol/L$,其值越高提示组织缺氧越严重。

4.动脉血气分析和酸碱平衡检查

血气监测是加强呼吸管理以维持呼吸功能稳定的重要措施。监测参数包括:①氧分压。正常人 PaO_2 为 $80\sim100mmHg$,当 $PaO_2<20mmHg$,组织就失去了从血液中摄取氧的能力。②血氧饱和度、肺泡-动脉血氧分压差和二氧化碳分压:是反映肺通气、换气功能以及氧弥散能力的指标。③pH 是反映体液氢离子活性的指标,正常为 $7.35\sim7.45$。④碳酸氢盐浓度,以标准碳酸氢盐(SB)和实际碳酸氢盐(AB)表示,当 AB$<$SB 时,说明有呼吸性碱中毒的存在,当 AB$>$SB 时,说明有呼吸性酸中毒的存在。⑤$PaCO_2$,即二氧化碳分压或二氧化碳张力,是反映呼吸性酸碱平衡的重要指标,正常人动脉血中二氧化碳分压为 $40mmHg$ 左右,静脉血中为 $46\sim50mmHg$。⑥BB,即缓冲碱,主要包括碳酸氢根和血浆蛋白两部分,正常值为 $41mmol/L$。⑦BE,即碱剩余,正常值$\pm3mmol/L$,在临床上,代谢性酸中毒时其负值增加,代谢性碱中毒时正值增加。

5.中心静脉压(CVP)测定

可鉴别心功能不全,或血容量不足所引起的休克,并可作为输液量及是否应用强心药、利尿药等的指导。正常值 $5\sim10cmH_2O$,低血压情况下 $CVP<5cmH_2O$ 者表示血容量不足,$CVP>15cmH_2O$ 者提示心功能不全,若 $CVP>20cmH_2O$,则需考虑存在心力衰竭。

6.休克指数(SI)

利用休克指数(SI)估计出血量简便易行。休克指数=脉率/收缩压。正常时 SI=0.5;SI=1 时血容量减少 $20\%\sim30\%$,失血量 $1000\sim1200mL$;SI=1.5 时,血容量减少 $30\%\sim50\%$,失血量 $1800\sim2000mL$;SI=2 时,血容量减少 $50\%\sim70\%$。

7.尿量检查

尿量是判断休克程度轻重的重要指标,如果每小时尿量超过 30mL 以上说明休克有所缓解;反之则说明休克加重。

8.甲皱微循环观察

是四肢末端毛细血管再充盈时间的观察,也是对微循环的直接观察。检查者用手指轻压患者指甲的远端,随即松开,若甲床迅速由苍白转红,说明甲皱循环良好,若转变缓慢则提示甲皱循环充盈不足,反之,甲床转红由慢变快,说明休克有所好转。

9.弥散性血管内凝血的检查

血小板计数减少并持续下降,凝血酶原时间延长,3P试验阳性。

(三)诊断思路和原则

大多数产科休克来势凶猛,短时间内可能危及生命。因此,产科休克的诊断贵在早期诊断,休克早期诊断有赖于临床表现和实验室检查,对于疑为休克的患者,首要任务是判断患者是否处于休克状态,进而判断目前休克的程度,在积极抢救休克的同时查找引起休克的病因。而休克的监测方法包括临床表现的监测、生命体征的监测(脉搏和心率是监测休克最简单易行的方法)、出血量的监测(利用 SI 估计出血量简便易行)、中心静脉压监测(CVP 反应血容量,回心血量与心脏排出功能关系的动态指标,也可指导临床扩容治疗)、血流动力学监测及实验室监测。

二、治疗方案及选择

1.休克的预防

首先在于消除引起休克的病因,在产科应重点预防和及时治疗大出血和感染。

(1)预防产科出血:包括及时纠正妊娠期贫血,积极治疗孕期和产时出血,高度重视和治疗妊娠期并发症,如妊娠期高血压疾病、前置胎盘和胎盘早剥等,对胎死宫内时间较长者,应做凝血功能检查,若发现高凝状态,可先用少量肝素后再处理胎儿。及时正确掌握手术指征,预防产后出血等。对于已经发生出血者,应积极治疗,及时补充血容量,预防休克的发生。

(2)预防感染的发生:不论是经阴道分娩,还是经腹手术,均应严格无菌操作,对于有可能造成宫腔感染者应及时使用抗生素控制感染,预防败血症的发生。有时在经充分准备后,手术切除感染灶常是消除引起休克的病因,阻止病情继续恶化的必要手段之一。

2.休克的治疗

首先组织好抢救队伍,统一指挥,团队配合,才能及时、迅速地进行工作。

(1)一般性治疗:稳定情绪,减少不良外界刺激,当患者出现烦躁不安时可肌内注射哌替啶 50~100mg 或地西泮 10mg 以减少耗氧量;采取头低位,增加心脏和大脑的血供;保持呼吸道通畅,面罩给氧,速度要达到 8L/min;注意保暖;及时开放两路静脉,要有 14G 针头,便于补充血液制品。

(2)补充血容量:临床补充血容量的液体有三类,即全血、胶体液、晶体液。生理盐水及林格液仍是产科休克急救常用药物,大量使用可导致肺水肿发生。成分输血是产科失血性休克救治的主要方法,当纤维蛋白原<100mg/L,血小板<30×10^9/L 时,应考虑补充凝血因子。补充血容量的原则是:患者要达到 2 个 100,2 个 30,即收缩压>100mmHg,心率小于每分钟 100 次,尿量>每小时 30mL,血细胞比容>0.3(30%),这说明患者的血容量已经得到充分的恢复。

(3)血管活性药物应用:休克早期血容量不能及时补充时可用血管收缩药,如多巴胺、去甲肾上腺素等,但时间不宜过长,剂量不宜过大;休克期要选用血管扩张药,如硝酸甘油、酚妥拉明等;休克晚期患者选用药物复杂,但原则上要保证维持重要脏器的血流量。

(4)纠正酸中毒:轻度代谢性酸中毒不需给予碱性药物,纠正休克补充足够血容量,改善组织缺血和缺氧状况,维持良好的肾功能,代谢性酸中毒即可被纠正;常用的碱性药物为 5%碳酸氢钠;补充原则是按血中二氧化碳结合力和碳酸氢根或碱过剩的下降值和临床表现而定,不要过量。

(5)肾上腺皮质激素的应用:大量短期应用,不超过 48h。可能出现高血糖、消化道溃疡、抑制发热反应及钾的丢失,并应同时使用大剂量和有效的抗生素治疗。

(6)积极去除休克的病因:产科休克在进行综合治疗的同时,对病因的积极治疗也是根本性的。如产前、产后出血引起的失血性休克,应及时控制和消除产科因素的出血和及时补充血容量;在常规止血方法不奏效时,果断选择适当时机切除子宫是抢救患者生命的重要一环;子宫破裂和其他软产道损伤引起的创伤性休克,在补充血容量的同时应积极手术治疗;感染性休克应使用大量有效抗生素控制感染,及时清除感染灶或引流;心源性休克应及时给予强心药;产后急性循环衰竭,应在补充血容量的同时酌情使用升压药物;羊水栓塞引起的过敏性休克,应大量使用激素、升压药物、利尿药物和改善肺循环的药物。

三、病情判定及疗效评价

产科休克患者经抢救复苏后,应留于重症监护病房(ICU)内进行严密观察。

定时进行血压、脉搏、中心静脉压测定,在进行补液期间要做好尿量记录,必要时测定肺毛细血管楔压。应使用心脏监护仪持续监测心率,宜用持续血氧饱和度监测来了解肺功能。定时做动脉血氧分析,并对血浆和尿液中的尿素、肌酐和电解质适时测定。

第七节 产科栓塞性疾病

产科栓塞性疾病主要是指静脉血栓栓塞性疾病,指由血栓形成和血栓栓塞两种病理过程所引起的疾病,包括深静脉血栓(DVT)、肺栓塞(PTE)和血栓后综合征(PTS)等,是一组系列病症。早年 Virchow 就提出血液高凝、血流缓慢和血管内皮损伤为其三大致病因素,后者对血栓形成具有初始和持续作用。

血栓栓塞性疾病在发达国家是产妇死亡的首要原因,发生率为 0.5‰~1‰。孕妇发生血栓栓塞性疾病的危险相当于同年龄非孕妇的 5 倍,其主要危险因素包括:年龄>35 岁;妊娠后血液呈高凝状态;长期卧床;体重>80kg;多产;感染或败血症;先兆子痫;合并严重的内科疾病等。静脉血栓形成是导致孕产妇死亡的妊娠并发症之一,肺栓塞是一种罕见的妊娠合并症,但是随着其他妊娠期病因死亡率下降,它已成为妊娠期相关死亡的重要原因,有报道孕期静脉血栓形成的总发病率为 0.09%,产前浅部血栓性静脉炎发病率为 0.15%,深部血栓性静脉炎发病率为 0.36%,产褥期发病率可高达 3%,孕期静脉血栓栓塞的诊断可能比较困难。

一、深静脉血栓形成

深静脉血栓(DVT)较肺栓塞更为常见,通过严格的诊断标准进行的研究显示,大多数 DVT 是发生于产前而不是产后。迄今为止最大的一项研究显示,75% 的 DVT 发生于产前,且 51% 在妊娠 15 周时已经出现。

(一)诊断与鉴别诊断

1.临床依据

(1)病史。

1)病史特点:在妊娠期,静脉血栓多始于腓肠静脉或髂股段的深静脉系统,而且多见于左下肢,约占 80%。这是因为右侧的髂总动脉横跨左侧的髂总静脉,使左下肢的静脉回流通路在盆腔中较为曲折,这可能是左下肢更易发生 DVT 的原因。

2)症状:大约有 80% 的 DVT 患者可无临床症状,而易被忽略。部分患者可主要表现为患肢肿胀、周径增粗、疼痛或压痛、浅静脉扩张、皮肤色素沉着、行走后患肢易疲劳或肿胀加重,其程度取决于血管阻塞程度、是否存在侧支循环及相关的炎症反应等因素。

(2)体征:大部分 DVT 患者可无典型体征,少数患者检查下肢发现患侧较对侧相应部位增粗、皮肤发白、局部温度升高,栓塞部位静脉有压痛,有时可触及静脉栓塞炎症所致的硬索条物及压痛。小腿深部静脉栓塞时可出现腓肠肌及足底压痛,Homans 征阳性。

2.检查项目及意义

(1)血常规检查:白细胞增多、中性粒细胞增多,提示可能存在感染。

(2)D-二聚体测定:二聚体是纤维蛋白单体经活化因子 XIII 交联后,再经纤溶酶水解所产生的一种特异性降解产物,是一个特异性的纤溶过程标志物。D-二聚体主要反映纤维蛋白溶解功能。只要机体血管内有活化的血栓形成及纤维溶解活动,D-二聚体就会升高。血浆 D-二聚体含量检测是 DVT 筛查的有效手段。用经典的 ELISA 方法,发现 DVT 的患者 D-二聚体水平均升高,并且敏感性和特异性分别是 100% 及 52%。所以临床上怀疑为 DVT 的患者,如果 D-二聚体检测结果正常,即可排除 DVT 的诊断。正常值:阴性,$<200\mu g/L$;而 DVT 时 D-二聚体多$>500\mu g/L$。

(3)测下肢静脉压:站立时正常下肢静脉压一般为 $130cmH_2O$,踝关节伸屈活动时,压力下降为 $60cmH_2O$,停止活动后压力回升,回升时间超过 20s;若存在下肢主干 DVT,无论静息状态还是活动状态,压力明显升高,回升时间增速,一般 10s 左右。

(4)血管彩色多普勒检查:是一种无创伤性检查方法,既可了解深静脉血栓形成的范围和程度,又可测定静脉系统血流速度的变化。对于有症状的患者,诊断近端 DVT 敏感性及特异性均较高,分别为 95% 和 98%。

(5)螺旋 CT 检查:DVT 在 CT 横断位表现为静脉腔内条状、椭圆形或不规则低密度充盈缺损;可呈特征性的"靶征",在 MIP、CPR 及 VR 重建图像上 DVT 表现为典型的"轨道征",即静脉管腔中心为低密度血栓,周围绕以高密度对比剂。

(6)磁共振成像(MRI):对有症状的急性 DVT 诊断的敏感性和特异性可达 90%~100%。部分研究提示 MRI 可用于检测无症状的下肢 DVT。

(7)静脉造影:是诊断 DVT 的"金标准",可显示静脉堵塞的部位、范围、程度及侧支循环和静脉功能状态,其诊断敏感性和特异性接近 100%。但其却是一种创伤性检查方法,有一定并发症,可能导致血栓形成。

3.诊断思路及原则

病史需注意是否存在高危因素,是诊断的第一步。

因 DVT 的临床症状和体征均是非特异性的,不能作为诊断依据,这就为诊断增加了难度。有研究发现,在具有能强烈提示 DVT 诊断的症状和体征的患者中,仅有不足一半的患者通过客观检查确诊为 DVT,妊娠期诊断尤为困难的原因是该时期下肢生理性水肿和不适很常见。

由此可见,辅助检查是诊断关键。D-二聚体测定是 DVT 筛查的有效手段,阴性可排除诊断,而阳性则需进一步检查,可通过血管多普勒检查了解静脉血流是否通畅,以证明是否有血栓形成,为简单有效的诊断方法,虽然静脉造影是诊断金标准,但是其有创伤性和血栓形成的危险性,使得其逐步被超声、CT 和 MRI 所替代。

(二)治疗方案及选择

1.预防

栓塞性疾病一旦发生,后果严重,VTE 的干预策略应该重在预防,而有效的预防依赖于医生对疾病的高度认知,对危险人群的识别和预防性抗凝治疗。

产科栓塞性疾病预防适应人群:心脏病病史的孕妇;第三胎或多胎孕妇;高龄或肥胖孕妇;妊娠或产褥期卧床时间明显延长者;行急诊剖宫产,尤其合并其他危险因素的孕妇。

预防的方法如下:

(1)机械性方法:机械性预防主要用于高出血危险的患者和抗凝为基础的预防治疗的辅助。使用逐级加压弹力袜、间断气囊压迫装置和下肢静脉泵等这些机械方法可减少部分患者发生 DVT 的危险,但其疗效稍逊于抗凝药物。

(2)药物抗凝。抗凝治疗的主要药物包括:①抑制凝血过程的药物:肝素类(普通肝素、低分子肝素、达肝素纳、伟素等)。②抗维生素 K 药物:双香豆素、华法林等。③抗血小板药:阿司匹林、双嘧达莫(潘生丁)、前列环素、氯吡格雷等。④降低血液黏稠度的药物:低分子右旋糖酐等。结合孕产妇特点,目前常用的预防性抗凝药物是低分子肝素和阿司匹林。

血栓危险因素持续存在的患者,建议产后继续进行血栓预防4~6周(2C级);存在血栓危险因素但是无静脉栓塞病史的患者,不推荐产前常规应用抗凝药物预防血栓,而应个体化评估血栓的风险(1C级);无血栓危险因素而既往曾发生过特发性 VTE 者,推荐预防剂量的低分子肝素或普通肝素,或妊娠期间进行密切监测,同时产后抗凝(1C级)治疗;抗心磷脂抗体阳性,反复流产或晚期流产,没有静脉或动脉血栓栓塞病史的女性,建议产前应用预防剂量的普通肝素或低分子肝素,同时联合应用阿司匹林(1B级)。

2.治疗

(1)抗凝治疗:DVT 的主要治疗方法是抗凝,一旦客观检查确定 DVT 诊断应立即开始抗凝治疗,以防止血栓延展(发生率为 15%~50%)和静脉血栓栓塞复发。药物用法如下。

肝素(UFH):首次剂量 5000U 或 80U/kg 静脉注射,继以 18U/kg 静脉滴注,维持浓度 40U/min。肝素使用最初 24h,每 4~6h 行部分凝血活酶(APTT)检查,根据 APTT 调整用量,使 APTT 达到并维持于正常值的 1.5~2.5 倍,情况稳定者持续用药 7~10d,总剂量每天(36000~42000)U。

低分子肝素(LMWH):是一种新型抗凝药物,可避免一些肝素引起的并发症,如出血、血小板减少、骨质疏松等,不影响出凝血时间。开始剂量 1mg/kg 每 12h 服 1 次,分娩时减量至 40mg,每 12h 服 1 次,产后 4~6h 恢复同前剂。

华法林:一般用于产后。使用肝素的第 1 天即可开始,每天口服(5~10)mg。以控制 APTT 为正常的 1.5~2.5 倍。

(2)制动:传统上 DVT 患者在抗凝治疗同时建议卧床休息几天,以避免栓子脱落造成肺栓塞(PE)。但接受 LMWH 治疗和处于活动状态的患者,可能无须制动。早期活动可使得下肢压迫患者的疼痛和肿胀缓解更快,复发性和致命性 PE 发生率较低,所以建议患者在能耐受的情况下离床活动。

(3)溶栓治疗:自 1970 年以来,溶栓和抗凝治疗在近端 DVT 的意义一直存在争论。新发生的大面积髂股血管 DVT 患者,经足量肝素治疗仍存在因静脉闭塞继发肢体坏疽危险的患者,可能是进行溶栓治疗的指征。目前还没有证据支持对于绝大多数 DVT 患者进行溶栓治疗,也不推荐常规使用导管溶栓治疗。

(4)非药物治疗:主要包括外科血栓切除术和放置下腔静脉滤器。

1)外科血栓切除术:常并发血栓复发,很多患者需要二次扩张和(或)再次介入治疗和长期抗凝。对绝大多数近端 DVT 患者不推荐静脉血栓切除术(证据级别 1C)。外科血栓切除术适应证为术后或产后血栓形成的近端 DVT 患者,并且年龄<40 岁。

2)放置下腔静脉滤器:对绝大多数近端 DVT 患者不推荐静脉血栓切除术,近端静脉血栓形成患者存在抗凝禁忌或并发症时,为放置下腔静脉滤器的指征。单用滤器不能有效治疗 DVT,滤器置入后应恢复抗凝治疗。

(三)病情及疗效评价

(1)患者的不适主诉是否缓解。

(2)动态监测 D-二聚体,帮助判断病情变化;影像学的变化可能短期内不能见效。

(3)动态监测血凝功能,调整用药类型及剂量。

DVT 长期治疗的最佳疗程是近年来临床研究热点,大体上,每类患者抗凝治疗的最佳疗程倾向于更长。与 3 个月治疗间期比较,缩短治疗间期 4～6 周可导致临床主要血栓栓塞复发率增加。近年来大量的临床研究证据为 DVT 长期治疗存在的问题提供了依据。首次发生特发性 DVT(无已知或可识别的危险因素)患者至少治疗 6 个月;首次发生 DVT 与致血栓形成的基因型有关,或与血栓栓塞复发风险增加的预后标志有关(亚组包括抗凝血酶Ⅲ、蛋白 C、蛋白 S 等缺乏的患者;致血栓形成的基因突变,如因子 VLeiden 或促凝血酶 20210,或存在抗磷脂抗体的患者;同型半胱氨酸血症或Ⅷ因子水平超过正常第 90 百分位数,或反复超声检查发现持久存在残余血栓的患者)建议至少治疗 6～l2 个月;对 DVT 复发(发作两次或以上 VTE)甚至建议无限期抗凝。在长期治疗中反复应用加压超声检测有无残留血栓并反复监测 D-二聚体水平,评价抗凝的获益和风险。

二、肺栓塞

欧美国家孕产妇肺栓塞(PE)的发生率为 0.01%～0.04%;是同龄非妊娠妇女的 5 倍,产后 2 个月之内发生率高于产前 2～3 倍;孕产妇因肺栓塞造成猝死的有 34% 发生在 1h 内,39% 在 24h 内,27% 在 3～5d。

(一)诊断与鉴别诊断

1.临床依据

(1)病史。

1)病史特点:与 DVT 不同,PE 常于产后发生,尤其是剖宫产后。90% 的 PE 患者因为栓子小而无症状或症状轻微,约 10% 的患者由于引起栓塞的栓子较大,而阻塞了肺动脉主干或大的分支,从而引起大面积肺梗死,80% 发生猝死。它的临床表现多种多样,所以对其诊断也就相应困难。

2)症状:突发原因不明的呼吸困难,呼吸频率浅而快,占 90%。与体位变化有关。胸痛,胸骨前似心绞痛或心肌梗死样占 70%～80%。咯血,咳嗽,阵发性咳嗽占 50%。惊恐和濒死感,晕厥占 20%～30%。其他有胸闷、气短、恶心、呕吐、腹痛等。

(2)体征:呼吸加快,心率增加,次数>100次/分。发绀,约20%病例伴有发绀。周围循环衰竭,血压下降或休克及组织灌注不良所致。急性肺动脉高压和右心功能不全表现,约20%患者有这些体征。患侧肺部可闻及湿啰音,有时还可闻及胸膜摩擦音及心包摩擦音。

2.检查项目及意义

(1)D-二聚体测定:明显增高,敏感性为98%,特异性为30%。D-二聚体对急性 PE 有较大的排除诊断价值,若其含量低于500μg/L,可基本排除急性 PE。

(2)动脉血气分析:主要表现为低氧血症,由于心肺血管床受阻,氧分压(PaO_2)降低,而肺泡无效腔增大,出现过度通气,导致二氧化碳分压($PaCO_2$)降低。

(3)心电图检查:最常见而且最早出现的是窦性心动过速,出现各种房性快速心律失常,如房颤。

(4)胸部 X 线检查:其特异性差。①肺动脉阻塞征。②肺动脉高压症及右心扩大征。③肺组织继发改变,肺不张,胸腔积液等。

(5)超声心动图检查:①二尖瓣开放度减小;三尖瓣和肺动脉瓣开放度降低等。②右心室扩大;右心室收缩、舒张幅度减弱。③室间隔偏移或矛盾运动。④左、右心室内径比例减小。⑤肺动脉扩张。

(6)放射性核素肺通气或灌注扫描:V/Q 是目前国际上公认的诊断肺栓塞最敏感而无创伤的检查方法,能反映肺栓塞的特征性改变。①肺通气扫描正常,而灌注扫描呈典型肺段分布的灌注缺损,则高度怀疑 PE。②病变部位既无通气也无血流灌注,可能为肺实质病变,不能诊断 PE(肺梗死除外)。③肺通气扫描异常,灌注无缺损,为肺实质性疾病。④肺通气和灌注扫描均正常,可排除 PE。

(7)螺旋 CT:采用特殊技术进行 CT 肺动脉造影(CTPA),对肺栓塞的诊断有决定性意义,其最大优点为无创、诊断率高。主要显像有充盈缺损、肺动脉截断及血流不对称等表现。阳性率高达80%~90%。

(8)磁共振成像(MRI):此种方法曾被视为 PE 诊断的金标准,可检测到直径小至0.5cm 的血管,对段以上肺动脉内血栓的诊断敏感性和特异性均较高。肺动脉造影可见血管腔内充盈缺损、肺动脉截断现象、某一肺区血流减少。

3.诊断思路及原则

因其常见症状无特异性,所以易误诊、漏诊,故死亡率高。故对突发原因不明的呼吸困难、胸骨前酷似心肌梗死样疼痛及不明原因的心肺功能减退需高度重视。而烦躁不安、惊恐、濒死感、出冷汗、血压下降、休克、晕厥往往已是急性肺栓塞发作的特征,是急救的关键信号。

临床可能性评估结合 D-二聚体检测能切实减少对于影像学检查的需要。所有怀疑 PE 患者都应该作临床可能性评估,D-二聚体(ELISA)检测阴性能可靠排除 PE。如果设备条件准许,X 线胸片正常,没有严重的有症状的心肺疾患并存,使用标准的报告原则,当得到一个不能诊断的结果时能进行进一步的影像学检查时,肺核素扫描可以被考虑为最初的影像学检查,当肺核素扫描正常时,能可靠地排除 PE。肺动脉造影检查被认为是诊断 PE 的金标准。CTPA 带来了一次在诊断方法上的革命,已经日益作为一种辅助检查手段,最近被用来替代其他影像学检查方法,并且 CTPA 在特异性方面明显优于肺通气/灌注扫描。通过 CTPA 还可以做定量分析,分析结果与临床严重程度有很好的相关性。当 PE 被排除时,可能作出另一正确诊断。

(二)治疗方案及选择

1.治疗原则

一旦高度怀疑肺栓塞(PE),在等待诊断性检查结果的同时,即开始抗凝治疗。对于诊断明确的非大面积 PE,急性期使用皮下注射低分子肝素或静脉注射普通肝素治疗(证据级别 1A);不推荐使用全身性溶栓药物治疗 PE(证据级别 1A)。非大块肺栓塞患者建议长期抗凝治疗,多数不适于溶栓治疗(证据级别 2B),而血流动力学不稳定者可溶栓治疗(证据级别 2B),即使溶栓治疗也应短期用药(证据级别 2C),导管抽吸、碎栓术及血栓切除术仅适用于某些病情危重不能接受溶栓治疗或没有充分的时间进行静脉溶栓的患者(证据级别 2C)。腔静脉滤器的适应证是存在抗凝治疗禁忌证或并发症的患者,以及充分抗凝治疗后血栓仍然再发的患者(证据级别 2C)。

2.治疗方案

(1)对症治疗:绝对卧床休息。

1)吸氧,氧浓度以维持 PaO_2 在(70~100)mmHg 为宜。

2)镇痛,吗啡 5~10mg 皮下注射或盐酸哌替啶 50~100mg 肌内注射。

3)解痉,阿托品 0.5~1mg 静脉注射或山莨菪碱 10~20mg 肌内注射,以减低迷走神经张力,防止肺动脉和冠状动脉反射性痉挛,必要时可 1~4h 注射 1 次。心力衰竭治疗,毛花苷 C 0.2~0.4mg 加入 50% 葡萄糖注射液 40mL 内静脉注射,必要时于 4~6h 重复用药。

4)抗休克,留置中心静脉导管,监测心排血量、肺动脉压。方法:多巴胺 5~10μg/(kg·min)、多巴酚丁胺 3.5~10.0μg/(kg·min)或去甲肾腺素 0.2~2.0μg/

(kg·min)，维持平均动脉压＞80mmHg，心脏指数＞2.5L/(min·m²)及尿量＞30mL/h。

5)支气管痉挛：氨茶碱0.25g加入50%葡萄糖注射液如20mL内静脉注射，必要时可用地塞米松10mg静脉注射。

6)控制心律失常：快速室性心律失常，利多卡因50～100mg静脉注射，继以12mg/min静脉滴注；快速房性心律失常，毛花苷C 0.2～0.4mg加入50%葡萄糖注射液20～40mL静脉注射或维拉帕米(异搏定)5mg加入50%葡萄糖注射液20～40mL静脉注射。

(2)抗凝治疗：治疗同DVT。

(3)溶栓治疗：溶解血栓，恢复肺组织再灌注，逆转右心衰竭，增加肺毛细血管血容量及降低病死率和复发率。

1)链激酶(SK)：负荷量25万U/30min，继而10万U/h，维持72h静脉滴注。链激酶分子量高而不通过胎盘，是常用的溶栓剂。

2)尿激酶(UK)：负荷量25万U/(10～20)min，继而20万U/h，维持24h静脉滴注。以上两种药应用之前用异丙嗪25mg及地塞米松5mg滴注预防不良反应。

(4)手术治疗：在内科治疗无效或肺栓塞＞50%，有明显肺动脉高压症和心排血量减少者，采用栓塞切除术可能及时挽救母儿生命。下肢深静脉栓塞切除可有效阻断复发性肺栓塞的发展。

(5)介入治疗：主要包括抽吸式取栓术、手动搅拌式碎栓术、机械旋转式碎栓术、肺动脉内激光碎栓术、肺动脉内支架安置术、腔静脉内滤网安置术等。

(三)病情及疗效评价

(1)患者的不适主诉是否缓解。

(2)动态监测D-二聚体，帮助判断病情变化，影像学的变化可能不能短期内见效。

(3)动态监测血凝功能，调整用药类型及剂量。

第八节　子宫内翻

子宫内翻是指子宫底部向宫腔内陷入，甚至自宫颈翻出的病变，多数发生在第三产程。子宫内翻根据程度可以分为：①不完全子宫内翻，子宫底向下凹陷，可接近宫颈口，但仍存在部分宫腔。②完全子宫内翻，子宫底部下降至宫颈口外，但还在阴道内。③子宫内翻脱垂，整个内翻子宫暴露于阴道口外。子宫内翻按发病时间可分为：①急性子宫内翻，子宫翻出后宫颈尚未缩紧占 75％左右。②亚急性子宫内翻，子宫翻出后宫颈已缩紧，占 15％左右。③慢性子宫内翻，子宫翻出宫颈回缩已超过 4 周，子宫在内翻位置已经缩复但仍停留在阴道内，占 10％左右。

一、诊断与鉴别诊断

（一）临床依据

1.病史

既往有子宫内翻病史；胎盘植入病史；子宫发育不良，畸形；双胎，羊水过多，急产；暴力按压宫底或牵引脐带；多次流产史。

2.临床表现

（1）疼痛：疼痛的程度不一，轻者可以仅表现为产后下腹坠痛或阴道坠胀感，重者可引起疼痛性休克。典型的子宫内翻的疼痛是第三产程，牵拉脐带或按压宫底后突然出现剧烈的下腹痛，注意这种疼痛为持续性，以便与子宫收缩痛区别。

（2）出血：子宫内翻后所表现的出血特点不一。慢性子宫内翻患者仅表现为不规则阴道出血或月经过多；急性子宫内翻出血与胎盘剥离有关，胎盘未剥离者可以不出血，胎盘部分剥离和胎盘完全剥离者均可以表现为大出血。

（3）局部压迫症状：除下腹部坠胀感外，患者可以出现排便和排尿困难。

（4）休克：可能发生疼痛性休克、失血性休克及感染性休克。

3.检查

（1）腹部检查：急性子宫内翻腹部通常触及不到规则的子宫轮廓，子宫明显变低变宽，子宫底部呈杯口状或阶梯状；慢性子宫内翻可以仅表现为腹膜炎的体征。

（2）阴道检查：急性子宫内翻阴道出血多少不一；胎盘可能剥离也可能未剥离，胎盘未剥离者更容易诊断；胎盘剥离者可以触到或见到柔软球形物塞满产道或脱出阴道口，仔细检查球形物上有宫颈环绕或发现输卵管开口可以明确诊断。慢性子宫内翻者除急性子宫内翻的表现外还有慢性炎症的表现，炎性阴道分泌物，肿物表面溃疡、出血、糜烂等。

（二）检查项目及意义

B 超检查注意胎盘附着部位、辅助胎盘植入的诊断及明确子宫畸形的存在。发生子宫内翻时应进一步评估内翻程度。

（三）诊断思路和原则

1.评估产前高危因素

（1）多次流产病史。

（2）B超提示有胎盘植入可能，或双胎、羊水过多。

（3）子宫畸形或发育不良。

（4）产妇一般情况不良，如营养不良、体质衰弱、上感、咳嗽等。

（5）宫底肌瘤或腺肌病。

（6）长期使用宫缩抑制药如硫酸镁、盐酸利托君片等。

2.把握产时高危因素及临床表现

助产者手法粗暴，强力牵拉脐带；脐带绕颈或脐带过短；操作不符合规范，如宫底不正当加压；突发疼痛，局部压痛及休克等。

3.排除鉴别诊断

（1）子宫脱垂：子宫脱垂患者一般情况良好，妇科检查可见包块下方有子宫颈口，向下屏气时子宫脱垂更加明显，盆腔检查时可摸到子宫体。

（2）子宫黏膜下肌瘤突出宫腔：一般产前B超可以鉴别，产时宫底仍可按及完整宫体。

二、治疗方案及选择

采用何种措施主要根据患者的全身状况、翻出时间、感染程度、有无生育要求，是否合并其他生殖系统肿瘤等选择。

1.保留子宫

（1）经阴道徒手复位：适合急性子宫内翻，宫颈口未回缩。取膀胱截石位，导尿；宫颈过紧者，可以使用镇静药或抑制宫缩药物，如硫酸镁、地西泮、哌替啶等，或肌内注射阿托品针；必要时全身麻醉；用拳头法轻柔复位；复位后使用宫缩药物加强宫缩，必要时宫腔填塞；术后注意预防出血及产褥感染。

（2）经腹手术复位：包括经腹组织钳牵拉子宫复位术、经腹子宫后壁子宫切开复位术、经腹子宫前壁子宫切开复位术。全身麻醉后，经腹组织钳牵拉子宫复位术为基础，松解、扩大子宫翻出后形成的"杯口"狭窄环。松解方法包括：全身麻醉、子宫松弛药物和手法松解，松解后采用两把组织钳由"杯口"下2cm处逐渐上提翻出至子宫壁直到完全复位。后两种术式分别切开子宫前或后壁，以扩大或松解"杯口"的狭窄环，切口要求位于"杯口"上，纵形切口，复位后缝合切口。

2.子宫切除手术

经腹或经阴道行部分或全子宫切除术。

三、病情与疗效评价

急性完全性子宫内翻，一般在发病后患者立即陷于严重休克状态。若未及时发现并抢救，往往在发病 3～4h 死亡，病死率为 15%～16%，最高病死率可达43%。常见死亡原因是休克、出血和感染。子宫内翻的并发症常见于严重的疼痛、出血、感染和休克。

加强助产接生人员的培训、做好第三产程的正规处理是预防子宫内翻的重要措施。及时发现及诊断子宫内翻是治疗关键，积极缓解疼痛、控制出血、感染和休克是治疗子宫内翻的前提。子宫内翻发生后尽量避免并发症的出现，争取保留子宫完整性、保留产妇生育功能。

参考文献

[1]沈铿,马丁.妇产科学[M].北京:人民卫生出版社,2015.

[2]孙东霞,任立新,郝亚宁.产科基础知识[M].南京:江苏大学出版社,2016.

[3]李亚里,姚元庆.妇产科聚焦[M].北京:人民军医出版社,2011.

[4]窦学术,司毅,于凤.妊娠合并内科疾病诊治[M].北京:人民军医出版社,2011.

[5]王清图,修霞,戴淑玲,等.产内科疾病的诊断与治疗[M].北京:人民卫生出版
社,2013.

[6]贺晶.产科临床工作手册[M].北京:人民军医出版社,2013.

[7]石一复.实用妇产科诊断和治疗技术[M].北京:人民卫生出版社,2013.

[8]华克勤,丰有吉.实用妇产科学[M].3版.北京:人民卫生出版社,2015.

[9]尚丽新.产科急诊诊疗常规与禁忌[M].北京:人民军医出版社,2011.

[10]徐明娟.妇产科临床指南[M].北京:金盾出版社,2015.

[11]马丁.妇产科疾病诊疗指南[M].3版.北京:科学出版社,2013.

[12]韩慧娟,吴秋霞,邸红军.实用专科护理手册[M].北京:人民军医出版社,2013.

[13]杨乃龙,袁鹰.内分泌科临床备忘率[M].北京:人民军医出版社,2011.

[14]余学峰.内分泌代谢疾病诊疗指南[M].3版.北京:科学出版社,2013.

[15]邢小平.内分泌科诊疗常规[M].北京:中国医药科技出版社,2012.

[16]郎景和.青少年妇科学[M].北京:人民军医出版社,2011.

[17]兰丽坤.妇产科学[M].3版.北京:科学出版社,2012.

[18]黄人健,李秀华.妇产科护理学高级教程[M].北京:人民军医出版社,2011.

[19]顾美皎.临床妇产科学[M].2版.北京:人民卫生出版社,2011.

[20]高楠.最新临床妇产科诊疗技术[M].天津:天津科技翻译出版社,2012.